新编历代方论

连建伟　沈淑华　编著

人民卫生出版社

图书在版编目（CIP）数据

新编历代方论 / 连建伟，沈淑华编著 . —北京：
人民卫生出版社，2019
ISBN 978-7-117-28981-8

Ⅰ . ①新⋯　Ⅱ . ①连⋯②沈⋯　Ⅲ . ①方剂学 – 研究
Ⅳ . ①R289.1

中国版本图书馆 CIP 数据核字（2019）第 213932 号

人卫智网　**www.ipmph.com**	医学教育、学术、考试、健康，购书智慧智能综合服务平台	
人卫官网　**www.pmph.com**	人卫官方资讯发布平台	

新编历代方论

编　　著：连建伟　沈淑华
出版发行：人民卫生出版社（中继线 010-59780011）
地　　址：北京市朝阳区潘家园南里 19 号
邮　　编：100021
E - mail：pmph @ pmph.com
购书热线：010-59787592　010-59787584　010-65264830
印　　刷：三河市潮河印业有限公司
经　　销：新华书店
开　　本：710×1000　1/16　　印张：13　　插页：2
字　　数：220 千字
版　　次：2019 年 10 月第 1 版　2020 年 3 月第 1 版第 2 次印刷
标准书号：ISBN 978-7-117-28981-8
定　　价：45.00 元
打击盗版举报电话：010-59787491　E-mail：WQ @ pmph.com
（凡属印装质量问题请与本社市场营销中心联系退换）

连建伟简介

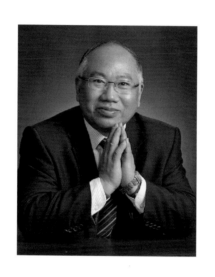

　　连建伟,男,1951 年 2 月生,浙江嘉善人。1980 年毕业于北京中医学院首届中医研究生班,浙江中医药大学教授、主任中医师、博士生导师,系享受国务院政府特殊津贴专家。历任浙江中医学院方剂教研室主任,基础部副主任、主任,浙江中医学院副院长,浙江中医药大学副校长,第七、八届浙江省政协常委,第十、十一届全国政协委员,第三、四、五、六批全国老中医药专家学术经验继承工作指导老师,中华中医药学会方剂学分会主任委员、名誉主任委员。现任中国哲学史学会中医哲学委员会副会长,浙江省文史研究馆馆员,浙江省首批国医名师。

自序

　　方论，是对方剂的名称、药物配伍、功效主治、用量用法及其加减化裁等所作的中医理论论述。方论的产生，代表着方剂理论的独立与成熟。

　　金代成无己所著的《伤寒明理论·药方论》是最早运用《黄帝内经》君臣佐使配伍理论，系统分析和阐述张仲景《伤寒论》中二十首方剂的配伍关系与功效主治的专著，开创了方论之先河。至明、清时期，方论发展达到高峰。明代吴昆选古昔良医之方七百余首，考其方药，考其见证，考其名义，考其变通，考其得失，编为六卷，名《医方考》。清代影响较大的方论著作，有汪昂《医方集解》，罗美《古今名医方论》，王子接《绛雪园古方选注》，吴谦《医宗金鉴·删补名医方论》，吴仪洛《成方切用》，费伯雄《医方论》，张秉成《成方便读》等。明、清时期以仲景方作为研究对象进行理论论述的专著，有许宏《金镜内台方议》，徐彬《金匮要略论注》，柯琴《伤寒来苏集》，尤怡《伤寒贯珠集》等。此外，尚有大量方论散见于历代医药著作之中，如明代李时珍《本草纲目》，清代吴瑭《温病条辨》、唐容川《血证论》，民国张锡纯《医学衷中参西录》等。

　　中华人民共和国成立以来，中医学家们以他们毕生治学与临证心悟凝炼成文字体现于方论之中，如秦伯未《谦斋医学讲稿》，冉雪峰《八法效方举隅》，岳美中《岳美中医案集》《岳美中论医集》等对历代名方颇多独特精辟的方论。全国中医院校历版《方剂学》教材对方论相当重视，但限于"文革"前后历史原因，当时出版的教材均不署编著者姓名，仅署某某中医学院编，但编著者确实均为国内一流的中医学家，更是无名英雄。是故方论是历代名医智慧的结晶，是中医方剂学的精华所在。要学好方剂，用好方剂，必须对历代方论作一番深入研究，并有所领悟。

　　本人少年时代学习方论，系从《医宗金鉴·删补名医方论》着手。记得当读到独参汤、参附汤、人参养荣汤等方的方论时，深感先贤医文并茂，令我百读不厌。改革开放之初，本人于1978年考入北京中医学院（现北京中医药大学），成为我国历史上首届中医研究生，有幸师从我国著名中医方剂学家、北京中医学院方剂学教研室主任王绵之教授从事方剂学教学研究，使我通读了大量的中医方论。如研究张仲景的五苓散，就起码要求对手头所能找到的历代《伤寒论》注家、《金匮要略》注家、历代方论专著、各版《方剂学》教材中有关五苓散的所有条文、方论均当一一通读，精心筛选出医理、文理最为上乘，又确能指导当今临床实际的三则方论来供方剂学教学之用。如此精选方论，本人一直坚持了十年之久。

2010 年，本人指导的博士研究生沈淑华了解到本人亲手抄录并珍藏着不少历代方论，再三提出要协助本人整理医论，编著《新编历代方论》一书。考虑本人当年选录的历代方论确有较高的中医理论研究及临床实用价值，故乐而允诺之。

《新编历代方论》编入历代具有代表性的著名方剂共 178 首，选录历代方论共 356 则，引据历代中医著作共 71 部。考虑历代方论著作多为一家之言，而现代虽有方论著作出版，但又往往罗列诸家，令人看得眼花缭乱而难得其精要。《素问·至真要大论》云："知其要者，一言而终，不知其要，流散无穷"，故《新编历代方论》每方仅精选历代方论少则一二则，多则四五则，平均每方二则。方论顺序按年代前后排列，且于名医方论之后又有连氏方论，系本人熟读各家方论后，结合自己的学习心得及临证体会撰著的方论，力求以简明、实用为原则。若可供广大中医工作者、中医药院校师生、中医爱好者学习研究之用，则吾愿足矣！

连建伟

于杭州无我斋

2018 年 7 月 23 日大暑节

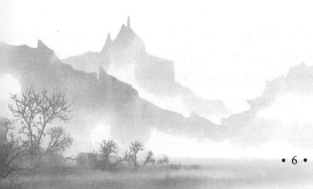

目录

第一章　解表剂·············· 1

第一节　辛温解表············· 1
　麻黄汤·················· 1
　大青龙汤················· 2
　桂枝汤·················· 3
　葱豉汤·················· 5
　小青龙汤················· 6
　香苏散·················· 7
　香薷散·················· 8
第二节　辛凉解表············· 9
　桑菊饮·················· 9
　银翘散·················· 10
　麻杏石甘汤··············· 11
第三节　扶正解表············· 12
　败毒散·················· 12
　麻黄附子细辛汤············ 14
　加减葳蕤汤··············· 15

第二章　涌吐剂·············· 16

　瓜蒂散·················· 16
　救急稀涎散··············· 17
　盐汤探吐方··············· 18

第三章　泻下剂·············· 19

第一节　寒下··············· 19
　大承气汤················· 19
　大黄牡丹汤··············· 21
　更衣丸·················· 22
第二节　温下··············· 22
　三物备急丸··············· 22
　温脾汤·················· 23
第三节　润下··············· 24
　麻子仁丸················· 24
第四节　逐水··············· 25
　十枣汤·················· 25
　舟车丸·················· 26
第五节　攻补兼施············· 27
　黄龙汤·················· 27
　增液承气汤··············· 28

第四章　和解剂·············· 29

第一节　和解少阳············· 29
　小柴胡汤················· 29
　大柴胡汤················· 30
　蒿芩清胆汤··············· 31
第二节　调和肝脾············· 32
　四逆散·················· 32

逍遥散··········33

白术芍药散··········35

第三节　调和肠胃··········35

半夏泻心汤··········35

黄连汤··········37

第五章　温里剂··········38

第一节　温中祛寒··········38

理中丸··········38

吴茱萸汤··········39

小建中汤··········40

大建中汤··········41

第二节　回阳救逆··········42

四逆汤··········42

参附汤··········43

真武汤··········44

黑锡丹··········45

第三节　温经散寒··········46

当归四逆汤··········46

暖肝煎··········47

阳和汤··········48

第六章　清热剂··········50

第一节　清气分热··········50

白虎汤··········50

竹叶石膏汤··········51

栀子豉汤··········52

凉膈散··········52

第二节　清营凉血··········53

清营汤··········53

犀角地黄汤··········54

第三节　清热解毒··········55

黄连解毒汤··········55

清瘟败毒饮··········56

普济消毒饮子··········57

仙方活命饮··········58

五味消毒饮··········59

第四节　清脏腑热··········60

泻心汤··········60

导赤散··········60

龙胆泻肝汤··········61

左金丸··········62

清胃散··········63

玉女煎··········64

苇茎汤··········64

泻白散··········65

芍药汤··········66

葛根黄芩黄连汤··········67

白头翁汤··········68

第五节　清热祛暑··········69

六一散··········69

清暑益气汤··········70

第六节　清虚热··········70

青蒿鳖甲汤··········70

清骨散··········71

第七章　开窍剂··········73

第一节　凉开··········73

安宫牛黄丸··········73

紫雪丹··········74

至宝丹··········75

第二节　温开……………… 76
　　苏合香丸……………… 76

第八章　补益剂……………… 78

第一节　补气……………… 78
　　四君子汤……………… 78
　　参苓白术散…………… 79
　　补中益气汤…………… 80
　　生脉散………………… 81
第二节　补血……………… 82
　　四物汤………………… 82
　　当归补血汤…………… 83
　　归脾汤………………… 84
第三节　气血双补………… 85
　　八珍汤………………… 85
　　薯蓣丸………………… 86
　　炙甘草汤……………… 86
第四节　补阴……………… 88
　　六味地黄丸…………… 88
　　左归饮………………… 89
　　大补阴丸……………… 90
　　一贯煎………………… 91
第五节　补阳……………… 92
　　肾气丸………………… 92
　　右归饮………………… 93

第九章　固涩剂……………… 95

第一节　固表止汗………… 95
　　牡蛎散………………… 95
　　玉屏风散……………… 96

当归六黄汤……………… 97
第二节　涩精止遗………… 98
　　桑螵蛸散……………… 98
　　金锁固精丸…………… 99
第三节　涩肠固脱……… 100
　　桃花汤……………… 100
　　四神丸……………… 102
第四节　固崩止带……… 103
　　固冲汤……………… 103
　　完带汤……………… 104

第十章　安神剂…………… 106

第一节　重镇安神……… 106
　　朱砂安神丸………… 106
　　磁朱丸……………… 107
第二节　滋养安神……… 108
　　酸枣仁汤…………… 108
　　天王补心丹………… 109
　　甘草小麦大枣汤…… 111

第十一章　治风剂………… 113

第一节　疏散外风……… 113
　　川芎茶调散………… 113
　　牵正散……………… 114
　　活络丹……………… 115
第二节　平息内风……… 116
　　镇肝熄风汤………… 116
　　大定风珠…………… 117
　　羚角钩藤汤………… 118
　　地黄饮子…………… 119

第十二章　治燥剂 …………… 121

第一节　清宣外燥 …………… 121
　杏苏散 ……………………… 121
　桑杏汤 ……………………… 122
　清燥救肺汤 ………………… 123
第二节　滋润内燥 …………… 124
　养阴清肺汤 ………………… 124
　百合固金汤 ………………… 125
　麦门冬汤 …………………… 126
　增液汤 ……………………… 127

第十三章　消导化积剂 …… 129

　保和丸 ……………………… 129
　木香槟榔丸 ………………… 130
　枳术丸 ……………………… 131
　失笑丸 ……………………… 132
　鳖甲煎丸 …………………… 133

第十四章　理气剂 ………… 135

第一节　行气 ………………… 135
　越鞠丸 ……………………… 135
　金铃子散 …………………… 136
　半夏厚朴汤 ………………… 137
　栝楼薤白白酒汤 …………… 138
第二节　降气 ………………… 139
　四磨汤 ……………………… 139
　苏子降气汤 ………………… 140
　定喘汤 ……………………… 141

　三子养亲汤 ………………… 142
　旋覆代赭汤 ………………… 143
　橘皮竹茹汤 ………………… 144
　丁香柿蒂汤 ………………… 144

第十五章　理血剂 ………… 146

第一节　活血祛瘀 …………… 146
　桃核承气汤 ………………… 146
　桂枝茯苓丸 ………………… 147
　血府逐瘀汤 ………………… 148
　通窍活血汤 ………………… 149
　膈下逐瘀汤 ………………… 150
　复元活血汤 ………………… 151
　补阳还五汤 ………………… 152
　失笑散 ……………………… 153
　温经汤 ……………………… 154
　生化汤 ……………………… 155
第二节　止血 ………………… 157
　十灰散 ……………………… 157
　槐花散 ……………………… 158
　黄土汤 ……………………… 159
　小蓟饮子 …………………… 160
　胶艾汤 ……………………… 161

第十六章　祛湿剂 ………… 163

第一节　芳香化湿 …………… 163
　平胃散 ……………………… 163
　藿香正气散 ………………… 164
第二节　清热祛湿 …………… 165
　茵陈蒿汤 …………………… 165

三仁汤······················ 166
甘露消毒丹·················· 167
八正散····················· 168
二妙散····················· 169
第三节　利水渗湿············ 170
五苓散····················· 170
猪苓汤····················· 172
五皮散····················· 173
防己黄芪汤·················· 174
第四节　温化水湿············ 175
实脾散····················· 175
苓桂术甘汤·················· 176
鸡鸣散····················· 177
第五节　祛风胜湿············ 179
羌活胜湿汤·················· 179
独活寄生汤·················· 180

第十七章　祛痰剂 ·········· 182

第一节　燥湿化痰··········· 182

二陈汤····················· 182
第二节　清热化痰············ 183
温胆汤····················· 183
小陷胸汤··················· 184
滚痰丸····················· 185
消瘰丸····················· 187
第三节　润燥化痰············ 188
贝母瓜蒌散·················· 188
第四节　温化寒痰············ 188
苓甘五味姜辛汤·············· 188
第五节　治风化痰············ 190
止嗽散····················· 190
半夏白术天麻汤·············· 191

第十八章　驱虫剂 ·········· 192

乌梅丸····················· 192
布袋丸····················· 194
肥儿丸····················· 195

第一章　解表剂

第一节　辛温解表

麻黄汤
《伤寒论》

[组成] 麻黄三两,去节(9克)　桂枝二两,去皮(6克)　杏仁七十个,去皮、尖(9克)　甘草一两,炙(3克)

[用法] 原方四味,以水九升,先煮麻黄减二升,去上沫,内诸药,煮取二升半,去滓,温服八合,覆取微似汗,不须啜粥,余如桂枝法将息。

现代用法:水煎服,服后盖被取微汗。

[功效] 发汗解表,宣肺平喘。

[主治] 外感风寒表实证。证见恶寒发热,头痛,身疼,腰痛,骨节疼痛,无汗而喘,舌苔薄白,脉浮紧。

[名医方论]

1. 成无己《注解伤寒论》:"《内经》曰:寒淫于内,治以甘热,佐以苦辛。麻黄、甘草,开肌发汗,桂枝、杏仁散寒下气。"

2. 李时珍《本草纲目》:"麻黄乃肺经专药,故治肺病多用之。张仲景治伤寒无汗用麻黄,有汗用桂枝……津液为汗,汗即血也。在营则为血,在卫则为汗。夫寒伤营,营血内涩,不能外通于卫,卫气闭固,津液不行,故无汗发热而憎寒。夫风伤卫,卫气外泄,不能内护于营,营气虚弱,津液不固,故有汗发热而恶风。然风寒之邪,皆由皮毛而入。皮毛者,肺之合也。肺主卫气,包罗一身,天之象也。是证虽属乎太阳,而肺实受邪气。其证时兼面赤怫郁,咳嗽有痰,喘而胸满诸证者,非肺病乎? 盖皮毛外闭,则邪热内攻,而肺气膹郁。故用麻黄、甘草同桂枝,引出营分之邪,达之肌表,佐以杏仁泄肺而利气。"

3. 吴昆《医方考》:"太阳伤寒,头痛发热,身疼腰痛,骨节不利,恶寒无汗而喘，脉来尺寸俱紧者，麻黄汤主之。足太阳经，起目内眦，循头背腰腘，故所过疼痛不利；寒邪外束，人身之阳不得宣越，故令发热；寒邪在表，不复任寒，故令恶寒；寒主闭藏，故令无汗；人身之阳，既不得宣越于外，则必壅塞于内，故令作喘；寒气刚劲，故令脉紧。麻黄之形，中空而虚；麻黄之味，辛温而薄。空则能通腠理，辛则能散寒邪，故令为君。佐以桂枝，取其解肌；佐以杏仁，取其利气；入甘草者，亦辛甘发散之谓。抑太阳无汗，麻黄之用固矣，若不斟酌人品之虚实，时令之寒暄，则又有汗多亡阳之戒。汗多者宜扑粉，亡阳者宜附子汤。"

　　4. 张秉成《成方便读》："治寒伤太阳之表，过卫入营，血脉凝敛，无汗恶寒，发热身疼，头项强痛，脉浮而紧等证。麻黄辛温，中空外达，善行肌表卫分，为发汗之主药；桂枝辛温发散，色赤入营，协同麻黄入营分，解散寒邪，随麻黄而出卫，汗之即已。然寒主凝敛，表既壅遏，则里气不舒，故太阳伤寒表不解者，每见喘促上气等证。肺主一身之气，下行为顺，上行为逆。杏仁入肺，苦温能降，辛温能散，用之为佐，以助麻黄之不逮；又恐麻、桂之性猛，以致汗多亡阳，故必监以甘草之甘缓，济其直往无前之势，庶可邪解而正不伤，乃为立方之善耳。"

[连氏方论]

　　本方证乃风寒束表所致。方中重用麻黄味辛性温，发汗解表以散风寒，宣利肺气以平喘逆，《本经》谓其"发表出汗，去邪热气，止咳逆上气"，故为君药；桂枝辛温发散，配伍麻黄宣卫阳，透营气，两药相须为用，增强发汗散邪之力，故为臣药；杏仁苦温，宣降肺气，助君药平喘，为佐药；炙甘草调和诸药，使入卫分的麻黄与入营分的桂枝、升散的麻黄与苦降的杏仁得到更好的配合，且能缓和麻、桂峻猛之性，使无过汗伤正之弊，为使药。四药配伍，以解除在表之寒邪，开泄闭郁之肺气，使表邪解散，肺气宣通，诸症自愈。

大青龙汤
《伤寒论》

　　[组成] 麻黄六两,去节(18克)　桂枝二两,去皮(6克)　甘草二两,炙(6克)　杏仁四十枚,去皮、尖(6克)　生姜三两,切(9克)　大枣十二枚,擘(4枚)　石膏如鸡子大,碎(30克)

　　[用法] 原方七味，以水九升，先煮麻黄，减二升，去上沫，内诸药，煮取三升，去滓，温服一升，取微似汗。汗出多者，温粉扑之。一服汗者，停后服。汗多亡阳，遂虚，恶风烦躁，不得眠也。

　　现代用法：水煎服。

[**功效**] 发汗解表,清热除烦。

[**主治**] 外感风寒,发热恶寒,寒热俱重,脉浮紧,身疼痛,不汗出而烦躁者。

[**名医方论**]

柯琴《伤寒来苏集》:"此即加味麻黄汤也。诸症全是麻黄,而有喘与烦躁之不同。喘者是寒郁其气,升降不得自如,故多杏仁之苦以降气。烦躁是热伤其气,无津不能作汗,故特加石膏之甘以生津。然其质沉,其性寒,恐其内热顿除而外之表邪不解,变为寒中而协热下利,是引贼破家矣。故必倍麻黄以发汗,又倍甘草以和中,更用姜枣以调营卫,一汗而表里双解,风热两除。此大青龙清内攘外之功,所以佐麻桂二方之不及也。"

[**连氏方论**]

脉浮而紧,浮则为风,紧则为寒,风则伤卫,寒则伤营,营卫俱病,故发热恶寒,寒热俱重,身体疼痛。本方是麻黄汤加重麻黄、甘草,减少杏仁,再加石膏、生姜、大枣所组成。方中重用麻黄,以增强发汗解表作用,故为君药;桂枝助麻黄发汗解表,为臣药;杏仁开泄肺气,佐麻、桂发汗解表,生姜、大枣调营卫而行津液,证见烦躁,故又于大队发汗解表药中配伍石膏辛甘大寒,清热除烦,又能制约大量麻、桂之辛温,使发汗解表而不助里热,以上均为佐药;使以甘草,调和诸药,且制麻、桂峻烈之性,防其汗出太过,又甘草得石膏,甘寒生津,更能除烦。诸药合而成方,俾汗出而邪热皆清,诸症自解。

桂枝汤
《伤寒论》

[**组成**] 桂枝三两,去皮(9克) 芍药三两(9克) 甘草二两,炙(6克) 生姜三两,切(9克) 大枣十二枚,擘(4枚)

[**用法**] 原方五味㕮咀,以水七升,微火煮取三升,去滓,适寒温,服一升。服已须臾,啜热稀粥一升余,以助药力,温覆令一时许,遍身漐漐微似有汗者益佳,不可令如水流漓,病必不除。若一服汗出病差,停后服,不必尽剂;若不汗,更服,依前法;又不汗,后服小促其间,半日许,令三服尽;若病重者,一日一夜服,周时观之。服一剂尽,病证犹在者,更作服;若汗不出者,乃服至二三剂。禁生冷、黏滑、肉面、五辛、酒酪、臭恶等物。

现代用法:水煎服,服后进少量热稀粥,覆被取微汗。

[**功效**]解肌发表,调和营卫。

[**主治**]外感风邪,发热头痛,汗出恶风,鼻鸣干呕,舌苔薄白,脉浮缓。

[**名医方论**]

1. 成无己《注解伤寒论》:"《内经》曰:'辛甘发散为阳',桂枝汤,辛甘之剂也,所以发散风邪。《内经》曰:'风淫所胜,平以辛,佐以苦甘,以甘缓之,以酸收之。'是以桂枝为主,芍药、甘草为佐也。《内经》曰:'风淫于内,以甘缓之,以辛散之。'是以生姜、大枣为使者也。"

2. 吴昆《医方考》:"头痛发热,汗出恶风,脉缓者,太阳中风也,此汤主之。风之伤人也,头先受之,故令头痛;风在表则表实,故令发热;风为阳,气亦为阳,同类相从,则伤卫外之气,卫伤则无以固卫津液,故令汗出;其恶风者,卫气不能卫也;其脉缓者,卫气不能鼓也。上件皆太阳证,故曰太阳中风。桂枝味辛甘,辛则能解肌,甘则能实表,经曰:辛甘发散为阳,故用之以治风;然恐其走泄阴气,故用芍药之酸以收之;佐以甘草、生姜、大枣,此发表而兼和里之意。是方也,惟表邪可以用之,若阳邪去表入里,里作燥渴,二便秘结,此宜承气之时也,而误用之则反矣。论曰:桂枝下咽,阳盛则毙。盖谓阳邪去表入里故也。又曰:桂枝本为解肌,若其人脉浮紧,发热汗不出者,不可与之。盖以与之则表益实,而汗益难出耳!故申之以常须识此,勿令误也。"

3. 吴谦《医宗金鉴·删补名医方论》:"名曰桂枝汤者,君以桂枝也。桂枝辛温,辛能散邪,温从阳而扶卫。芍药酸寒,酸能敛汗,寒走阴而益荣。桂枝君芍药,是于发散中寓敛汗之意;芍药臣桂枝,是于固表中有微汗之道焉。生姜之辛,佐桂枝以解肌表,大枣之甘,佐芍药以和营里。甘草甘平,有安内攘外之能,用以调和中气,即以调和表里,且以调和诸药矣。以桂、芍之相须,姜、枣之相得,借甘草之调和阳表阴里,气卫血营,并行而不悖,是刚柔相济以为和也。而精义在服后须臾啜热稀粥以助药力。盖谷气内充,不但易为酿汗,更使已入之邪不能少留,将来之邪不得复入也。又妙在温覆令一时许,漐漐微似有汗,是授人以微汗之法。不可令如水流漓,病必不除,禁人以不可过汗之意也。此方为仲景群方之冠,乃解肌、发汗、调和荣卫之第一方也。凡中风、伤寒,脉浮弱汗自出而表不解者,皆得而主之。其它但见一二证即是,不必悉具。"

4. 曹颖甫《经方实验录》:"今有桂枝汤中风证患者于此,恶风头痛、发热汗出,诸状次第呈现,顾汗出不畅,抚之常带凉意,是可谓之曰'病汗'。……及服桂枝汤已,须臾,当啜热稀粥一小碗,以助药力;且卧床温覆,一二时许,将遍身漐漐微似汗出(似者,续也,非'似乎'也),病乃悉去。此汗也,当名曰'药汗',

而别于前之'病汗'也。'病汗'常带凉意,'药汗'则带热意。病汗虽久,不足以去病;药汗瞬时,而功乃大著,此其分也。……独怪一般医家尚有桂枝汤能发汗能止汗之辨,呶呶相争,无有已时。不知以中风证而服桂枝汤,'先得药汗',是'发汗'也,'病汗'遂除,亦'止汗'也。"

[连氏方论]

本方证乃外感风邪,营卫不和所致。方中桂枝辛温,温经散寒,解肌发表,能入营透卫,故为君药;白芍酸苦微寒,收敛阴气,补养营阴,为臣药;桂、芍相配,一散一收,解肌发表而不致营阴外泄,调和营卫,使表邪得解,里气以和。炙甘草配桂枝,辛甘发散为阳,以增强发汗解肌作用,配芍药,酸甘化合为阴,以增强敛液益阴作用,故为佐药;生姜、大枣补益脾胃,调和营卫,《伤寒明理论》说"姜、枣之用,专行脾之津液而和营卫者也",故为使药。盖汗为水谷之精气所化,汗生于谷,补益脾胃则能为发汗之资。

葱豉汤
《肘后备急方》

[组成] 葱白一虎口(5条)　豉一升(15克)

[用法] 原方以水三升,煮取一升,顿服取汗。不汗,复更作,加葛根二两、升麻三两,五升水,煎取二升,分再服,必得汗。若不汗,更加麻黄二两,又用葱汤研米二合,水一升煮之,少时下盐豉,后纳葱白四物,令火煎取三升,分服取汗也。

现代用法:水煎服。

[功效] 发汗散寒。

[主治] 外感风寒轻证,微恶风寒,或发微热,头痛无汗,鼻塞流涕,喷嚏,舌苔薄白,脉浮。

[名医方论]

汪昂《医方集解》:"此足太阳药也。葱通阳而发汗,豉升散而发汗。邪初在表,宜先服此以解散之,免用麻黄汤者之多所顾忌,用代麻黄者之多所纷更也。"

[连氏方论]

此为外感风寒之轻证,故寒热不甚。方中葱白辛温,疏散表邪,通阳发汗,为君药;淡豆豉辛甘微温,发汗解表,为辅佐药。葱豉配伍,具有发汗散寒之效,乃轻可去实之剂也。

小青龙汤
《伤寒论》

[**组成**] 麻黄去节,三两(9克)　芍药三两(9克)　五味子半升(9克)　干姜三两(9克)　甘草三两,炙(9克)　桂枝三两,去皮(9克)　半夏半升,汤洗(9克)　细辛三两(9克)

[**用法**] 原方八味,以水一斗,先煮麻黄,减二升,去上沫,内诸药,煮取三升,去滓,温服一升。

现代用法:水煎服。

[**功效**] 解表散寒,温肺化饮。

[**主治**] 外感风寒,内停水饮,恶寒发热无汗,咳嗽喘息,痰多而稀,干呕不渴,苔白润滑,脉浮。或溢饮四肢浮肿,身体疼重者。

[**名医方论**]

1. 成无己《伤寒明理论》:"伤寒表不解,则麻黄汤可以发;中风表不解,则桂枝汤可以散。惟其表且不解,而又加之心下有水气,则非麻黄汤所能发,桂枝汤所能散,乃须小青龙汤始可祛除表里之邪气尔。麻黄味甘辛温,为发散之主,表不解应发散之,则以麻黄为君。桂枝味辛热,甘草味甘平,甘辛为阳,佐麻黄表散之用,二者所以为臣。芍药味酸微寒,五味子味酸温,二者所以为佐……以收逆气。干姜味辛热,细辛味辛热,半夏味辛微温,三者所以为使者,心下有水,津液不行,则肾气燥,《内经》曰:'肾苦燥,急食辛以润之。'是以干姜、细辛、半夏为使,以散寒水。逆气收,寒水散,津液通行,汗出而解矣。"

2. 罗美《古今名医方论》柯韵伯曰:"两青龙俱治有表里证,皆用两解法,大青龙是里热,小青龙是里寒,故发表之药相同,而治里之药则殊也。此与五苓同为治表不解,而心下有水气,在五苓治水之蓄而不行,故大利其水,而微发其汗,是水郁折之也;本方治水之动而不居,故备举辛温以散水,并用酸苦以安肺,培其化源也。细释仲景发表利水诸法,精义入神矣。赵以德曰:溢饮之证,《金匮》云当发其汗,小青龙汤治之。盖水饮溢出于表,营卫尽为之不利,必仿伤寒营卫两伤之法,发汗以散其水,而后营卫行、经脉通,则四肢之水亦消,必以小青龙为第一义也。"

3. 张秉成《成方便读》:"治伤寒表不解,心下有水气,干呕而咳,或渴或利等证。前方因内有郁热而表不解,此方因内有水气而表不解。然水气不除,肺气壅遏,营卫不通,虽发表何由得汗? 故用麻黄、桂枝解其表,必以细辛、干姜、半夏等辛燥之品散其胸中之水,使之随汗而解,《金匮》所谓'腰以上者,当发汗',即《内经》之'开鬼门'也。水饮内蓄,肺气必逆而上行,而见喘促上气等证。'肺苦气上逆,急食酸以收之,以甘缓之',故以白芍、五味子、甘草三味,一以防肺气之耗散,一以缓麻、桂、姜、辛之刚猛也。名小青龙者,以龙为水族,大则可以兴云致雨,飞腾于宇宙之间;小则亦能治水驱邪,潜隐于波涛之内耳。"

[连氏方论]

风寒束表,毛窍闭塞,故恶寒发热无汗。内停寒饮者,一旦感受外邪,每致表寒引动内饮。方中麻黄发汗解表,宣肺平喘,为君药;桂枝助麻黄发汗解表,为臣药;半夏燥湿化痰,蠲饮降逆,干姜温脾肺之阳,散水寒之饮,细辛外可辛散风寒,内以温肺化饮,然干姜、细辛辛温大热,耗散肺气,故又用五味子收敛津气,以防肺气耗散太过,且五味子得干姜、细辛,有收有散,善于温肺止咳,芍药益阴养血,以上均为佐药;使以炙甘草调和诸药,得芍药酸甘化阴,以防麻、桂发汗太过,耗气伤阴。药共八味,配伍严谨,共奏解表散寒,温肺化饮之效。名小青龙者,谓其不若大青龙之兴云致雨也。

香苏散
《太平惠民和剂局方》

[组成] 香附炒香,去毛　紫苏叶各四两(各120克)　陈皮二两,不去白(60克)　甘草炙,一两(30克)

[用法] 原方为粗末,每服三钱,水一盏,煎七分,去滓,热服,不拘时候,日三服。若作细末,只服二钱,入盐点服。

现代用法:为末,每次服6克,每日二三次。亦可水煎服,用量按原方比例酌减。

[功效] 疏散风寒,理气和中。

[主治] 外感风寒,内有气滞,形寒身热,头痛无汗,胸脘痞闷,不思饮食,舌苔薄白,脉浮。

[名医方论]

1. 吴昆《医方考》:"南方风气柔弱,伤于风寒,俗称感冒。感冒者,受邪肤浅之名也。《内经》曰:卑下之地,春气常存。故东南卑下之区,感风之证居多。所以令人头痛、发热,而无六经之证可求者。所感人也由鼻而入,实于上部,不在六经,故令头痛、发热而已。是方也,紫苏、香附、陈皮之辛芬,所以疏邪而正气;甘草之甘平,所以和中而辅正尔。"

2. 汪昂《医方集解》:"伤食,加消导药;咳嗽,加杏仁、桑皮;有痰,加半夏;头痛,加川芎、白芷,伤风自汗,加桂枝;伤寒无汗,加麻黄、干姜;伤风鼻塞头昏,加羌活、荆芥;心中卒痛,加延胡索、酒一杯。此手太阴药也。紫苏疏表气而散外寒,香附行里气而消内壅;橘红能兼行表里以佐之橘红利气,兼能发表散寒,盖气行则寒散而食亦消矣,甘草和中,亦能解表为使也。"

[连氏方论]

本方证乃因风寒客表,肝胃气滞所致。方中香附理气解郁,且能外达肌肤,解除表邪,苏叶疏散风寒,兼能理气和中,二味共为君药;陈皮理气和中,为辅佐药;炙甘草调和诸药,以为使。四药合用,外散肌表之风寒,内理肝胃之气滞,共奏疏散风寒,理气和中之效。

香薷散
《太平惠民和剂局方》

[组成] 香薷去土一斤(500克)　白扁豆微炒　厚朴去粗皮,姜汁炙熟,各半斤(各250克)

[用法] 原方为粗末,每三钱,水一盏,入酒一分,煎七分,去滓,水中沉冷,连吃二服,立有神效,随病不拘时。

现代用法:水煎待冷服,用量按原方比例酌减。

[功效] 解表散寒,化湿和中。

[主治] 夏月乘凉饮冷,外感于寒,内伤于湿,恶寒发热,头重头痛,无汗,胸闷,或四肢倦怠,腹痛吐泻,舌苔白腻者。

[名医方论]

1. 薛生白《湿热病篇》:"其用香薷之辛温,以散阴邪而发越阳气;厚朴之苦温,除湿邪而通行滞气;扁豆甘淡,行水和中。"

2. 张秉成《成方便读》:"此因伤暑而兼感外寒之证也。夫暑必挟湿,而湿必归土,乘胃则呕,乘脾则泻,是以夏月因暑感寒,每多呕、泄之证,以湿盛于内,脾胃皆困也。此方以香薷之辛温香散,能入脾肺气分,发越阳气,以解外感之邪;厚朴苦温,宽中散满,以祛脾胃之湿;扁豆和脾利水,寓匡正御邪之意耳。"

[连氏方论]

暑月乘凉露卧,则外感于寒,恣食生冷,则内伤于湿。方中重用香薷辛温发散,解表散寒,化湿和脾,李时珍说"香薷乃夏月解表之药,犹冬月之用麻黄",故为本方君药;厚朴苦辛温,化湿和中,为臣药;扁豆甘平,健脾化湿,为佐药;酒能温行血脉,以散寒湿,为使药。诸药配伍,对于外则表气不宣,内则脾胃不和者,实擅表里双解之功。

第二节　辛凉解表

桑菊饮
《温病条辨》

[组成] 杏仁二钱(6克)　连翘一钱五分(4.5克)　薄荷八分(2.4克)　桑叶二钱五分(7.5克)　菊花一钱(3克)　苦桔梗二钱(6克)　甘草八分(2.4克)　苇根二钱(6克)

[用法] 原方水二杯,煮取一杯,日二服。

现代用法:水煎服。

[功效] 疏散风热,宣肺止咳。

[主治] 太阴风温,但咳,身不甚热,微渴者。

[名医方论]

1. 吴瑭《温病条辨》:"此辛甘化风、辛凉微苦之方也。盖肺为清虚之脏,微苦则降,辛凉则平,立此方所以避辛温也。今世金用杏苏散通治四时咳嗽,不知杏苏散辛温,只宜风寒,不宜风温,且有不分表里之弊。此方独取桑叶、菊花者,桑得箕星之精,箕好风,风气通于肝,故桑叶善平肝风;春乃肝令而主风,木旺金衰之候,故抑其有余。桑叶芳香有细毛,横纹最多,故亦走络,而宣肺气。菊花晚成,芳香味甘,补金水二脏,故用之以补其不足。风温咳嗽,虽系小病,常见误用辛温重剂销烁肺液,致久嗽成劳者,不一而足。圣人不忽于细,必谨于微,医者于此等处,尤当加意也。"

2. 上海中医学院《中医方剂临床手册》:"由于本方的解表药用得较少,未用荆芥、豆豉而仅用桑叶、薄荷,故只能疏散较轻的风热之邪,发汗透表作用较银翘散为差;在清热药中,也仅用连翘而未用银花,其清热作用也较弱;但在宣肺药中,以桔梗、生甘草与杏仁相配伍,其宣肺的作用就较银翘散为佳。因此,本方是辛凉解表的轻剂,多用于外感风热初起,恶寒发热等表证较轻,而咳嗽、鼻塞等肺气不宣证候较明显的患者。"

[连氏方论]

本方证乃风温之邪入侵手太阴肺经所致。方中桑叶、菊花甘苦微寒,疏散上焦风热,为君药;薄荷辛凉解表,助桑、菊疏风散热,从皮毛而解,杏仁、桔梗升降肺气,宣肺止咳,兼有解表作用,共为臣药;连翘苦寒,清热透表,芦根甘寒,清热生津,为佐药;甘草配桔梗,清利咽喉,且能调和诸药,以为使。诸药配伍,使上焦风热得以疏散,肺气得以宣畅,则邪去而咳止。

银翘散
《温病条辨》

[组成] 连翘一两(30克) 银花一两(30克) 苦桔梗六钱(18克) 薄荷六钱(18克) 竹叶四钱(12克) 生甘草五钱(15克) 荆芥穗四钱(12克) 淡豆豉五钱(15克) 牛蒡子六钱(18克)

[用法] 原方杵为散,每服六钱,鲜苇根汤煎,香气大出,即取服,勿过煎。肺药取轻清,过煎则味厚而入中焦矣。病重者,约二时一服,日三服,夜一服;轻者三时一服,日二服,夜一服;病不解者,作再服。

现代用法:加芦根适量,水煎服,用量按原方比例酌情增减。

[功效] 辛凉透表,清热解毒。

[主治] 温病初起,发热,微恶风寒,无汗或有汗不畅,头痛口渴,咳嗽咽痛,舌尖红,苔薄白或薄黄,脉浮数者。

[名医方论]

1. 吴瑭《温病条辨》:"本方谨遵《内经》'风淫于内,治以辛凉,佐以苦甘;热淫于内,治以咸寒,佐以甘苦'之训。又宗喻嘉言芳香逐秽之说,用东垣清心凉膈散,辛凉苦甘。病初起,且去入里之黄芩,勿犯中焦;加银花辛凉,芥穗芳香,散热解毒,牛蒡子辛平润肺,解热散结,除风利咽,皆手太阴药也。合而论之,《经》谓'冬不藏精,春必病温',又谓'藏于精者,春不病温';又谓:'病温虚甚死',可见病温者,精气先虚。此方之妙,预护其虚,纯然清肃上焦,不犯中下,无开门揖盗之弊,有轻以去实之能,用之得法,自然奏效。此叶氏立法,所以迥出诸家也。"

2. 张秉成《成方便读》:"治风温温热,一切四时温邪,病从外来,初起身热而渴，不恶寒，邪全在表者。此方吴氏《温病条辨》中之首方，所治之温病，与温疫之瘟不同，而又与伏邪之温病有别。此但言四时之温邪，病于表而客于肺者，故以辛凉之剂，轻解上焦。银花、连翘、薄荷、荆芥，皆辛凉之品，轻扬解散，清利上焦者也；豆豉宣胸化腐，牛蒡利膈清咽，竹叶、芦根清肺胃之热而下达，桔梗、甘草解胸膈之结而上行。此淮阴吴氏特开客气温邪之一端，实前人所未发耳。"

[连氏方论]

叶天士云"温邪上受，首先犯肺""肺主气属卫"，外合皮毛，主一身之表。方中重用银花甘寒芳香，清热解毒，辟秽祛浊，连翘苦寒，清热解毒，轻宣透表，共为君药；薄荷辛凉，发汗解肌，除风热而清头目，荆芥、豆豉虽属辛温之品，但温而不燥，与薄荷相配，辛散表邪，共为臣药；牛蒡子、桔梗、甘草宣肺祛痰，解毒利咽，竹叶、芦根甘寒轻清，透热生津，均为佐药；甘草并能调和诸药，以为使。合而成方，共奏清热解毒，疏散风热之效。

麻杏石甘汤
《伤寒论》

[组成] 麻黄四两，去节（12克） 杏仁五十个，去皮尖（9克） 甘草二两，炙（6克） 石膏半斤，碎，绵裹（24克）

[用法] 原方四味，以水七升，先煮麻黄，减二升，去上沫，内诸药，煮取二升，去滓，温服一升。

现代用法：水煎服。

[功效] 辛凉宣泄，清肺平喘。

[主治] 外感风邪，身热不解，有汗或无汗，咳逆气急，甚则鼻煽，口渴，舌质红苔薄白或黄，脉浮滑而数者。

[名医方论]

1. 吴谦《医宗金鉴·删补名医方论》引柯琴曰："石膏为清火之重剂，青龙、白虎皆赖以建功，然用之不当，适足以招祸。故青龙以无汗烦躁，得姜、桂以宣卫外之阳也；白虎以有汗烦渴，须粳米以存胃中之液也。此但内热而无外寒，故不用姜、桂，喘不在胃而在肺，故不须粳米，其意重在存阴，不必虑其亡阳也，故于麻黄汤去桂枝之监制，取麻黄之专开，杏仁之降，甘草之和，倍石膏之寒，除内蕴之实热，斯溱溱之汗出，而内外之烦热与喘悉除矣。"

2. 尤在泾《伤寒贯珠集》："发汗后，汗出而喘，无大热者，其邪不在肌腠，而入肺中。缘邪气外闭之时，肺中已自蕴热，发汗之后，其邪不从汗而出之表者，必从内而并于肺耳。故以麻黄、杏仁之辛而入肺者，利肺气，散邪气；甘草之甘平，石膏之甘辛而寒者，益肺气，除热气，而桂枝不可更行矣。盖肺中之邪，非麻黄、杏仁不能发；而寒郁之热，非石膏不能除；甘草不特救肺气之困，抑以缓石膏之悍也。"

3. 蔡陆仙《中国医药汇海·方剂部》引盛心如云："按仲师大论，于发汗后不可更行桂枝汤，汗出而喘，无大热者，麻杏甘石汤主之。柯韵伯于此谓：'无汗而喘，大热'。盖汗出而喘者，热壅于肺也；无汗而喘者，热闭于肺也。壅于肺者，皮毛开，故表无大热；热闭于肺，则皮毛亦闭，故表热甚壮。是以不论有汗无汗，皆以麻杏甘石汤为主。盖以石膏清其里热，有汗者，得麻黄疏泄，而壅者亦宣；无汗者，得麻黄疏散，而闭者亦开；有杏仁以定喘，甘草以泻火，烦热乌有不解者乎？"

［连氏方论］

本方证系表邪化热，壅遏于肺所致。方中麻黄辛苦温，宣肺平喘，李时珍说："麻黄乃肺经专药，虽为太阳发散之重剂，实发散肺经火郁之药也。"大量石膏辛甘大寒，清泄肺热，麻黄配石膏则为辛凉解热之剂，目的在于发泄郁热，故共为君药；杏仁苦温，得麻黄一升一降，宣畅肺气，止咳平喘，为辅佐药；甘草调和诸药以保胃气，使石膏大寒而不致伤胃，且甘草得石膏又能甘寒生津。因"汗出而喘"，肺热伤津故也，为使药。药仅四味，配伍严谨，共奏辛凉宣泄，清肺平喘之效。

第三节　扶　正　解　表

败毒散（一名人参败毒散）
《小儿药证直诀》

［组成］ 柴胡_{去苗} 前胡_燂 桔梗 人参_{去芦} 川芎 茯苓_{去皮} 枳壳_{去瓤，麸炒} 前胡_{去苗，洗} 羌活_{去苗} 独活_{去苗，各三十两（各900克）}

［用法］ 原方为粗末，每服二钱，水一盏，入生姜、薄荷各少许，同煎七分，去滓，不拘时候，寒多则热服，热多则温服。

现代用法:加生姜、薄荷各少许,水煎服。用量按原方比例酌减。

[**功效**] 益气解表,散风除湿。

[**主治**] 正气不足,外感风寒湿邪,恶寒壮热,头痛项强,肢体烦疼,无汗,鼻塞声重,咳嗽有痰,舌苔白腻,脉浮重按无力者。

[**名医方论**]

1. 吴谦《医宗金鉴·删补名医方论》:"赵羽皇:东南地土卑湿,凡患感冒,辄以'伤寒'二字混称。不知伤者,正气伤于中;寒者,寒气客于外,未有外感而内不伤者。仲景医门之圣,立法高出千古。其言冬时严寒,万类深藏,君子固密,不伤于寒。触冒之者,乃名伤寒,以失于固密而然。可见人之伤寒,悉由元气不固,肤腠之不密也。昔人常言伤寒为汗病,则汗法其首重矣。然汗之发也,其出自阳,其源自阴。故阳气虚,则营卫不和而汗不能作;阴气弱,则津液枯涸而汗不能滋。但攻其外之,不顾其内可乎?表汗无如败毒散、羌活汤,其药如二活、二胡、芎、苍、辛、芷,群队辛温,非不发散,若无人参、生地之大力者居乎其中,则形气素虚者,必至亡阳;血虚挟热者,必至亡阴,而成痼疾矣。是败毒散之人参,与冲和汤之生地,人谓其补益之法,我知其托里之法。盖补中兼发,邪气不致于流连;发中带补,真元不致于耗散,施之于东南地卑气暖之乡,最为相宜,此古人制方之义。然形气俱实,或内热炽盛,则更当以河间法为是也。"

2. 吴瑭《温病条辨》:"此证乃内伤水谷之酿湿,外受时令之风湿,中气本自不足之人,又气为湿伤,内外俱急。立方之法,以人参为君,坐镇中州,为督战之帅;以二活、二胡合芎劳从半表半里之际领邪外出,喻氏所谓逆流挽舟者此也;以枳壳宣中焦之气,茯苓渗中焦之湿,以桔梗开肺与大肠之痹,甘草和合诸药,乃陷者举之之法,不治痢而治致痢之源,痢之初起,憎寒壮热者,非此不可也。若云统治伤寒、温疫、痹气则不可。凡病各有所因,岂一方之所得而统之也哉!此方在风湿门中,用处甚多,若湿不兼风而兼热者,即不合拍,奚况温热门乎!世医用此方治温病,已非一日,吾只见其害,未见其利也。"

3. 雷丰《时病论》:"此方非但主治伤寒、疫疠、鬼疟等证,而嘉言每以治痢,亦每奏功。丰遇疟痢两兼之证,用之更有神效,诚良方也。"

4. 张秉成《成方便读》:"治感受时邪,憎寒壮热,及伤寒、伤风、伤湿、疫疠、瘴疟,并痢疾初起,表未解者,系可用之。凡时邪疫疠,皆天地异气所钟,必乘人之虚者而袭之。故方中必先以人参为补正却邪地步,然后羌活走表,以散游邪;独活行里,以宣伏邪;柴胡、桔梗散热升清;枳壳、前胡消痰降气;川芎芳香,以行血中之气;茯苓淡渗,以利气中之湿;甘草协和各药,使之不争;生姜辟秽祛邪,令其无滞。于是各建其长,以收全功,皆赖人参之大力,驾驭其间耳!至于治痢用此者,此喻氏逆流挽舟之法,以邪从表而陷里,仍使里而出表也。"

［连氏方论］

素体气虚,风寒湿邪客于肌表。方中羌活、独活辛苦而温,表散风寒,除湿止痛,共为君药;柴胡苦平,散热升清,川芎辛温,祛风止痛,以助二活发表止痛,为臣药;枳壳、桔梗一升一降,宽胸利气,前胡、茯苓宣肺化痰,生姜、薄荷辛散发表,尤妙在配伍人参扶正祛邪,俾气旺自能鼓邪外出,以上均为佐药;甘草和中健脾,调和诸药,是为使。本方有人参扶正祛邪,诸药配伍,疏导经络,表散邪滞,故方以"人参败毒"名之。

麻黄附子细辛汤
《伤寒论》

［组成］ 麻黄二两,去节(6克)　细辛二两(3克)　附子一枚,炮,去皮,破八片(9克)

［用法］ 原方三味,以水一斗,先煮麻黄,减二升,去上沫,内诸药,煮取三升,去滓,温服一升,日三服。

现代用法:水煎服。

［功效］ 助阳解表。

［主治］ 少阴证,始得之,反发热,脉沉者。

［名医方论］

1. 尤在泾《伤寒贯珠集》:"此寒中少阴之经,而复外连太阳之证,以少阴与太阳为表里,其气相通故也。少阴始得本无热,而外连太阳则反发热,阳病脉当浮而仍紧,少阴则脉不浮而沉。故与附子、细辛,专温少阴之经,麻黄兼发太阳之表,乃少阴经温经散寒,表里兼治之法也。"

2. 吴谦《医宗金鉴·删补名医方论》引柯琴曰:"夫发热无汗,太阳之表不得不开;沉为在里,少阴之枢又不得不固。设用麻黄开腠理,细辛散浮热,而无附子以固元阳,则少阴之津液越出,太阳之微阳外亡,去生便远。惟附子与麻黄并用,则寒邪虽散,而阳不亡。此里病及表,脉沉而当发汗者,与病在表脉浮而发汗者径庭也。若表微热,则受寒亦轻,故以甘草易细辛而微发其汗,甘以缓之,与辛以散者,又少间矣。"

3. 吴谦《医宗金鉴·订正仲景全书伤寒论注》引程应旄曰:"沉属少阴,不可发汗,而始得病时即发热,则兼太阳,又不得不发汗。须以附子温经助阳,托住其里,使阳不至随汗而越,其麻黄始可合细辛用耳。"

[连氏方论]

少阴病本为阳气虚寒证,不应发热,其主证当为"脉微细,但欲寐"。今少阴病始得之而反发热,可知兼有太阳表证。太阳表证,当从汗解;少阴阳虚,又当温阳。方中麻黄散太阳之寒,发汗解表,附子温少阴之经,固护元阳,二味共为君药;细辛外解太阳之表,内散少阴之寒,既助麻黄发汗解表,又助附子温经散寒,为辅佐药,三药合用,俾太阳之风寒得以解散,少阴之元阳得以固护,真有制之师也。

加减葳蕤汤
《重订通俗伤寒论》

[组成] 生葳蕤二钱~三钱(6~9克) 生葱白二~三枚(2~3条) 桔梗一钱~一钱半(3~4.5克) 东白薇五分~一钱(1.5~3克) 淡豆豉三钱~四钱(9~12克) 苏薄荷一钱~钱半(3~4.5克) 炙甘草五分(1.5克) 红枣二枚(2枚)

[用法] 原书未著用法。

现代用法:水煎服。

[功效] 滋阴解表。

[主治] 素体阴虚,感受外邪,头痛身热,微恶风寒,无汗或有汗不多,咳嗽咽干,口渴心烦,舌红脉数。

[名医方论]

俞根初《重订通俗伤寒论》何秀山按语:"方以生玉竹滋阴润燥为君,臣以葱、豉、薄、桔疏风散热,佐以白薇苦咸降泄,使以甘草、红枣甘润增液,以助玉竹之滋阴润燥,为阴虚体感冒风温及冬温咳嗽,咽干痰结之良剂。"

[连氏方论]

素体阴虚,感受外邪,易于化热。阴虚之体,汗源不充,受邪之后,不能作汗达邪。此时宜滋其液以充汗源,发其汗以解表邪。方中生葳蕤即生玉竹,滋阴润燥生津,为清补之品,《本草纲目》谓其"主风温自汗灼热",故为君药;臣以葱白、淡豆豉、薄荷疏散外邪;佐以白薇清热益阴,桔梗利咽止咳;使以炙甘草、红枣甘润增液,并能调和诸药。诸药配伍,可使发汗而不伤阴,滋阴而不留邪。

第二章　涌吐剂

瓜蒂散
《伤寒论》

[**组成**] 瓜蒂一分,熬黄(1克)　赤小豆一分(1克)

[**用法**] 原方二味,各别捣筛,为散已,合治之,取一钱匕,以香豉一合,用热汤七合,煮作稀糜,去滓,取汁合散,温顿服之,不吐者,少少加,得快吐乃止。

现代用法:将瓜蒂、赤小豆分别研细末和匀,每服2克,用淡豆豉12克煎汤取汁,调药末送服。如急欲催吐,服药后可用洁净翎毛或压舌板探喉取吐。

[**功效**] 涌吐痰食。

[**主治**] 痰涎宿食,填塞胸脘,胸中痞硬,气上冲咽喉不得息,或手足厥冷,心下满而烦,欲吐不得出者。

[**名医方论**]

1. 成无己《注解伤寒论》:"其高者越之,越以瓜蒂、豆豉之苦;在上者涌之,以赤小豆之酸。《内经》曰:'酸苦涌泄为阴。'"

2. 吴谦《医宗金鉴·订正仲景全书伤寒论注》:"胸中者,清阳之府。诸邪入胸府,阻遏阳气,不得宣达,以致胸满痞硬,热气上冲,燥渴心烦,嗢嗢欲吐。脉数促者,此热郁结也;胸满痞硬,气上冲咽喉不得息,手足寒冷,欲吐不能吐,脉迟紧者,此寒郁结也。凡胸中寒热与气与饮郁结为病,谅非汗下之法所能治,必得酸苦涌泄之品,因而越之,上焦得通,阳气得复,痞硬可消,胸中可和也。瓜蒂极苦,赤豆味酸,相须相益,能疏胸中实邪,为吐剂中第一品也。而佐香豉汁合服者,借谷气以保胃气也。服之不吐,少少加服,得快吐即止者,恐伤胸中元气也。此方奏功之捷,胜于汗下,所谓汗、吐、下三大法也。今人不知仲景、子和之精义,置之不用,可胜惜哉! 然诸亡血虚家,胸中气液已亏,不可轻与,特为申禁。"

3. 费伯雄《医方论》:"高者因而越之,经有明训,即吐法也。后人视为畏途,久置不讲。殊不知痰涎在胸膈之间,消之匪易。因其火气上冲之势,加以吐法,使倾筐倒箧而出之,则用力少而成功多,瓜蒂散之类是也。且吐必有汗,故并可治风、治黄……必新入之食,尚为完谷,故可用吐;若经宿之后,将为燥粪,滞于胃中,便宜攻下,岂可尚用吐法乎!"

[连氏方论]

痰涎壅塞胸中,或宿食停于上脘。《素问·阴阳应象大论》说:"其高者,因而越之。"病在胸脘,既非汗下所能及,又非消导所可行,唯当因势利导,使实邪从吐而解。方中瓜蒂苦寒有小毒,能涌吐痰涎宿食,为君药;赤小豆酸平,与瓜蒂相须为用,酸苦涌泄,善吐胸脘实邪,为臣药;香豉轻浮上行,以助瓜蒂宣越胸中陈腐浊邪,使其涌而出之,为佐使药。三药合用,涌吐痰涎宿食,宣越胸中陈腐之邪就近从上而解。如此则上焦得通,阳气得复,痞硬可消,胸中可和。若服之不吐,可"少少加,得快吐乃止",唯恐伤气耗液也。

救急稀涎散
《传家秘宝》

[组成] 猪牙皂角四挺,须是肥实不蛀,削去黑皮(15克) 白矾一两,光明通莹者(30克)

[用法] 原上二味同捣罗为细末,再研极细为散,如有患者,可服半钱,重者三字匕,温水调灌下,不大呕吐,只有微微涎稀冷而出,或一升二升,当时醒觉,次缓而调治。不可使大攻之,恐过伤人命。

现代用法:共为细末,每用1.5~3克,温水调下。

[功效] 开关涌吐。

[主治] 中风闭证,痰涎壅盛,喉中痰声辘辘,气闭不通,人事不省,或口角㖞斜,微有涎出,脉滑实有力者。

[名医方论]

1. 吴昆《医方考》:"所以痰涎壅塞者,风盛气涌而然也。经曰:病发而不足,标而本之,先治其标,后治其本。故不与疏风补虚,而先为之吐其涎沫。白矾之味咸苦,咸能软顽痰,苦能吐涎沫;皂角之味辛咸,辛能利气窍,咸能去污垢。名之曰稀涎,固夺门之兵也。师曰:凡吐中风之痰,使咽喉疏通,能进汤液便止。若攻尽其痰,则无液以养筋,能令人挛急偏枯,此大戒也。"

2. 费伯雄《医方论》:"稀涎散性最猛烈,用以救猝急痰症,方足以斩关夺门,然尚有醒后缓投药饵,痰不可尽攻之戒! 可知虚人及寻常之症不可轻用吐法也。"

[连氏方论]

中风闭证,多因内风夹痰为患。方中重用白矾酸苦涌泄,能吐风痰,为君药;猪牙皂角咸味涌泄,助白矾以祛痰,且又辛散走窜,开关通窍,为辅佐药。二药合用,对于猝然中风,痰涎壅盛,气闭不通的实证,确有救急稀涎之功。

盐汤探吐方
《金匮要略》

[组成] 盐一升(适量) 水三升(适量)

[用法] 原方二味,煮令盐消,分三服,当吐出食,便差。

现代用法:将盐用沸水调成饱和盐汤,每服200ml左右,服后用洁净翎毛或手指探喉助吐,以吐尽宿食为度。若服后不吐,可再进热盐汤探吐,务使得吐乃佳。

[功效] 涌吐宿食。

[主治] 宿食不消,心腹坚满疼痛。亦疗干霍乱,欲吐不得吐,欲泻不得泻,腹中绞痛,烦满不舒者。

[名医方论]

1. 吴昆《医方考》:"饮食自倍,胸膈饱胀,宜以此法吐之。经曰:阴之所生,本在五味。阴之五宫,伤在五味。故饮食过之则胸膈饱胀者,势也。与其胀而伤生,孰若吐而去疾,故用盐汤之咸以软坚,复使探喉以令吐。"

2. 汪昂《医方集解》:"本方单用烧盐,熟水调饮,以指探吐,名烧盐法,治伤食,痛连胸膈,痞闷不通,手足逆冷,尺脉全无……昂按:此即中食之证。有忽然厥逆,口不能言,肢不能举者,名曰食厥。若作中风、中气治之,死可立待。宜先以盐吐之,再行消食导气之药。"

[连氏方论]

饮食不节,以致宿食停于胃脘,阻遏气机。《素问·至真要大论》说:"咸味涌泄为阴。"本方以盐汤探吐,全在取其极咸之味,激起呕吐,《本经》即有"大盐令人吐"的记载。但盐汤涌吐之力较弱,故服后往往须用翎毛或手指、压舌板等探吐,以助药力,从而使不化之食从上涌而出之,则塞者可通,诸症可愈。

第三章　泻下剂

第一节　寒　下

大承气汤
《伤寒论》

[**组成**] 大黄四两(12克)　厚朴去皮,炙,半斤(15克)　枳实五枚,炙(12克)　芒硝
三合(9克)

[**用法**] 原方四味,以水一斗,先煮二物,取五升,去滓,内大黄,煮取二升,
去滓,内芒硝,更上微火一两沸,分温再服。得下,余勿服。

现代用法:先用水煎厚朴、枳实,后入大黄,芒硝冲服。

[**功效**] 峻下热结。

[**主治**]

1. 阳明腑实证,不恶寒,反恶热,日晡潮热,谵语神昏,矢气频转,大便不
通,手足濈然汗出,腹满痛,按之硬,或目中不了了,睛不和,舌苔焦黄起刺,或
焦黑燥裂,脉沉实。

2. 热结旁流,下利清水,其气臭秽,脐腹疼痛,按之坚硬有块,口燥咽干,
脉滑而数。

3. 热厥,痉病,发狂之属于阳明腑实里热者。

[**名医方论**]

1. 吴昆《医方考》:"伤寒阳邪入里,痞、满、燥、实、坚全俱者,急以此方主
之……厚朴苦温以去痞,枳实苦寒以泄满,芒硝咸寒以润燥软坚,大黄苦寒以
泄实去热……若病未危急而早下之,或虽危急而下药过之,则又有寒中之患。
寒中者,急温之,宜与理中汤。"

2. 吴谦《医宗金鉴·订正仲景全书伤寒论注》:"诸积热结于里而成满痞
燥实者,均以大承气汤下之也。满者,腹胁满急膜胀,故用厚朴以消气壅;痞

者,心下痞塞硬坚,故用枳实以破气结;燥者,肠中燥屎干结,故用芒硝润燥软坚;实者,腹痛大便不通,故用大黄攻积泻热。然必审四证之轻重,四药之多少适其宜,始可与也。若邪重剂轻,则邪气不服;邪轻剂重,则正气转伤,不可不慎也。"

3. 吴瑭《温病条辨》:"此苦辛通降,咸以入阴法。承气者,承胃气也。盖胃之为腑,体阳而用阴,若在无病时,本系自然下降,今为邪气蟠踞于中,阻其下降之气,胃虽自欲下降而不能,非药力助之不可,故承气汤通胃结,救胃阴,仍系承胃腑本来下降之气,……故汤名承气。……大黄荡涤热结,芒硝入阴软坚,枳实开幽门之不通,厚朴泻中宫之实满(厚朴分量不似《伤寒论》中重用者,治温与治寒不同,畏其燥也)。曰大承气者,合四药而观之,可谓无坚不破,无微不入,故曰大也。非真正实热蔽痼,气血俱结者,不可用也。若去入阴之芒硝,则云小矣;云枳、朴之攻气结,加甘草以和中,则云调胃矣。"

4. 邹澍《本经疏证》:"柯韵伯云:厚朴倍大黄为大承气,大黄倍厚朴为小承气,是承气者在枳朴,应不在大黄矣,曰此说亦颇有理。但调胃承气汤不用枳、朴,亦名承气,则不可通耳。三承气汤中,有用枳朴者,有不用枳朴者;有用芒硝者,有不用芒硝者;有用甘草者,有不用甘草者;惟大黄则无不用,是承气之名,固当属之大黄。况厚朴三物汤,即小承气汤,厚朴分数且倍于大黄,而命名反不加承气字,犹不可见承气不在枳、朴乎?"

[连氏方论]

本方主治之证,前人归纳为"痞、满、燥、实"四字。"痞"作痞闷闭塞解,自觉脘腹有闭塞感,此为肠胃气结,升降失常所致;"满"是自觉脘腹胀满,按之有抵抗感,此为肠中宿食停滞,气机不得通畅所致;"燥"指热淫于内,消烁津液,肠中粪便,既燥且坚,此时手按患者腹部有坚硬之块,即燥屎也;"实"乃指宿食积滞与热邪搏结于肠中,不得下行,而见便秘,腹满痛,或下利稀水臭秽而腹满不减。方中大黄苦寒,泄热通便,荡涤肠胃,为君药;臣以芒硝咸寒泻热,软坚润燥,与大黄相须为用,泻下热结之功颇大;积滞内阻,每致气滞不行,故又佐以枳实消痞,厚朴除满,下气推荡以助硝、黄攻下结热。四药合而成方,具有峻下热结之功。六腑以通为用,胃气以下降为顺,本方峻下热结,承顺胃气之下行,使塞者通,闭者畅,故方以"承气"名之。

大黄牡丹汤
《金匮要略》

[**组成**] 大黄四两(12克)　牡丹一两(9克)　桃仁五十个(9克)　瓜子半升(15克)　芒硝三合(9克)

[**用法**] 原方五味,以水六升,煮取一升,去滓,内芒硝,再煎沸,顿服之。
现代用法:水煎前四味,芒硝冲服。

[**功效**] 泻热破瘀,散结消痈。

[**主治**] 肠痈初起,右少腹疼痛拒按,甚则局部肿痞,小便自调,时时发热,自汗出,复恶寒,或右足屈而不伸,舌苔薄腻而黄,其脉迟紧有力。

[**名医方论**]

1. 王旭高《王旭高医书六种·退思集类方歌注》:"大肠痈者,其人平素嗜醇酒炙煿,湿热郁蒸,肺气不得宣通,下结于大肠之头,气血壅遏而成病。在下者因而夺之,故重用大黄、芒硝,开大肠之结,桃仁、丹皮下将败之血,瓜子清肺润肠,以肺与大肠为表里也。"

2. 张秉成《成方便读》:"夫肠痈之病,皆由湿热瘀聚郁结而成。病既在内,与外痈之治又自不同。然肠中既结聚不散,为肿为毒,非用下法不能解散,故用大黄之苦寒行血,芒硝之咸寒软坚,荡涤一切湿热瘀结之毒,推之而下。桃仁入肝破血,瓜子润肺行痰,丹皮清散血分之郁热,以除不尽之余氛耳。"

[**连氏方论**]

肠痈是指肠内产生痈肿而出现右少腹部疼痛的一类疾患。方中大黄苦寒,泻热逐瘀,荡涤肠中热毒瘀滞,《本经》谓其"主下瘀血……荡涤肠胃,推陈致新",牡丹辛苦微寒,清热凉血散瘀,《本经》谓其"除癥坚瘀血留舍肠胃",二味共为君药;芒硝咸苦大寒,泻热导滞,软坚散结,助大黄荡涤肠胃,推陈致新,桃仁苦甘平,性善破血,助牡丹活血散瘀,且有润肠通便之功,二味共为臣药;冬瓜子甘寒,排脓散结,为治内痈要药,《本草纲目》记载"治肠痈",故为佐药。诸药合用,使湿热瘀结荡涤消除,则热结通而痈自散,血行畅而痛自消,符合《素问·阴阳应象大论》"其下者引而竭之""其实者散而泻之"之旨。

更衣丸
《先醒斋医学广笔记》

[**组成**] 朱砂研如飞面,五钱(15克)　真芦荟研细,七钱(21克)

[**用法**] 原方滴好酒少许和丸,每服一钱二分,好酒吞,朝服暮通,暮服朝通,须天晴时修合为妙。

现代用法:黄酒和丸,每服4.5~6克,温开水送下。

[**功效**] 泻火通便。

[**主治**] 肠胃燥结,大便不通,或见心烦易怒,睡眠不安。

[**名医方论**]

吴谦《医宗金鉴·删补名医方论》引柯韵伯云:"古人入厕必更衣,故以此命名也。朱砂以汞为体,性寒重坠下达,芦荟以液为质,味苦膏润下滋,兼以大寒大苦之性味,能润燥结,以上导下,而胃关开矣。合以为丸,两者相须,得效最宏,奏功甚捷。"

[**连氏方论**]

大肠为传导之官,若肠胃燥热,耗伤津液,则大便干结不通。方中重用芦荟苦寒,入肝、胃、大肠经,泻火通便,清热凉肝,为君药;朱砂甘寒,泻心经邪热,重坠下达,为臣药;因芦荟气味秽恶,故用好酒少许辟秽和胃,为佐使药,合用以奏泻火通便之效。

第二节　温　下

三物备急丸
《金匮要略》

[**组成**] 大黄一两(3克)　干姜一两(3克)　巴豆一两,去皮、心,熬,外研如脂(3克)

[**用法**] 原方各须精新,先捣大黄、干姜为末,研巴豆内中,合治一千杵,用为散,蜜和丸亦佳,密器中贮之,莫令歇……以暖水若酒服大豆许三四丸,或不下,捧头起,灌令下咽,须臾当差;如未差,更与三丸,当腹中鸣,即吐下便差;若口噤,亦须折齿灌之。

现代用法:上药共为散,每服 0.3~1.5g,温开水送下。若口噤不开,可用鼻饲法给药。

[**功效**] 攻逐寒积。

[**主治**] 寒凝食积,猝然心腹胀痛,痛如锥刺,气急口噤,暴厥者。

[**名医方论**]

1. 吴昆《医方考》:"饮食自倍,冷热不调,腹中急痛欲死者,急以此方主之。脾胃以饮食而养,亦以饮食而伤,故饮食自倍,填塞至阴,上焦不行,下脘不通,则令人腹痛欲死。经曰:'升降息则气立孤危'是也。以平药与之,性缓无益于治,故用大黄、巴豆夺门之将军以主之。佐以辛利之干姜,则其性益速而效益捷矣。"

2. 冉雪峰《八法效方举隅》:"查此方以巴豆为主药。巴豆大热大毒,又益之以干姜;大攻大下,又益之以大黄,若虚恐其不胜任也者。……本方干姜以益其温,大黄以益其泻,巴豆既已暴悍,干姜、大黄愈益助长其势焰,便可靡阴不消,靡坚不破。此方虽丸剂,只服小豆大三四丸,方制虽较重较强,而服法则较轻较缓。"

[**连氏方论**]

寒凝食积阻于肠胃,气机痞塞。方中巴豆辛热,有大毒,入胃、大肠经,峻下去积,开通闭塞,为君药;干姜辛热,温中散结,助巴豆以祛寒,为臣药;大黄苦寒,荡涤肠胃,推陈致新,且能监制巴豆辛热之毒,为佐使药。三药配合,力猛效捷,以备暴急寒实之证而用,故方名三物备急丸。

温脾汤
《备急千金要方》

[**组成**] 大黄四两(12克) 附子大者一枚(12枚) 干姜 人参 甘草各二两(6克)

[**用法**] 原方五味,㕮咀,以水八升,煮取二升半,分三服,临熟下大黄。

现代用法:水煎服。

[**功效**] 温补脾阳,攻下冷积。

[**主治**] 冷积便秘,或久利赤白,腹痛,手足不温,脉沉弦。

[**名医方论**]

成都中医学院中药方剂教研组《中医治法与方剂》:"本方宗《金匮》大黄附子汤的意思制定,用四逆汤为基础,加大黄、党参而成。取附子、干姜温热之性以温中散寒,大黄泻下的作用以攻积通滞,以益气补脾的党参、甘草,助姜、附振衰起废。通过上述组合形式,使寒邪去,积滞行,脾阳复,则诸病可愈。"

[连氏方论]

脾阳不足,阳气不行,积滞内停,若单纯温补脾阳,则积滞不去;贸然予以攻下,又更伤中阳,故必须温补脾阳与攻下冷积并用。方中附子温补脾阳以散寒凝,大黄荡涤泻下而除积滞,共为君药;干姜、人参、甘草协助附子温补脾阳,为辅佐药;甘草并能调药和中,又为使药。诸药合用,共成温脾攻下之剂。

第三节 润 下

麻子仁丸（又名脾约麻仁丸）
《伤寒论》

[组成] 麻子仁二升(500克) 芍药半斤(250克) 枳实半斤,炙(250克) 大黄一斤,去皮(500克) 厚朴一尺,炙,去皮(250克) 杏仁一升,去皮、尖、熬、别作脂(250克)

[用法] 原方六味,为末,炼蜜和丸,桐子大,饮服十丸,日三服。渐加,以知为度。

现代用法:上药为末,炼蜜为丸,每次服9克,每日1~2次,温开水送服。

[功效] 润肠通便,清热缓下。

[主治] 肠胃燥热,津液不足。大便干结,小便频数。

[名医方论]

1. 成无己《注解伤寒论》:"《内经》曰:脾欲缓,急食甘以缓之。麻仁、杏仁之甘,缓脾而润燥;津液不足,以酸收之,芍药之酸,以敛津液;肠燥胃强,以苦泄之,枳实、厚朴、大黄之苦,下燥结而泄胃强也。"

2. 吴昆《医方考》:"伤寒差后,胃强脾弱,约束津液不得四布,但输膀胱,致小便数而大便难者,主此方以通肠润燥。枳实、大黄、厚朴,承气物也;麻仁、杏仁,润肠物也;芍药之酸,敛津液也。然必胃强者能用之,若非胃强,则承气之物在所禁矣。"

[连氏方论]

本方证为肠胃燥热,脾约便秘。方中重用麻子仁甘平,润肠通便,《汤液本草》谓其"入足太阴、手阳明……《内经》谓:'燥者润之',故仲景以麻仁润足太阴之燥及通肠也",故为君药;杏仁降气润肠,芍药养阴和里,为臣药;佐以枳实破结,厚朴除满,大黄清热通便;使以蜂蜜润燥滑肠,调和诸药。合而为丸,具有润肠通便,清热缓下之功。

第四节 逐 水

十枣汤
《伤寒论》

[**组成**] 芫花熬 甘遂 大戟（各等分） 大枣（10枚）

[**用法**] 原方三味等分,各别捣为散。以水一升半,先煮大枣肥者十枚,取八合,去滓,内药末。强人一钱匕,羸人服半钱,温服之,平旦服。若下少病不除者,明日更服,加半钱,得快下利后,糜粥自养。

现代用法:上三味等分为末,或以胶囊贮之,以大枣十枚煎汤,调服药末1.5~3克,每日一次,清晨空腹服。

[**功效**] 攻逐水饮。

[**主治**]

1. 悬饮,胁下有水气,以致咳唾胸胁引痛,心下痞硬,干呕短气,头痛目眩,或胸背掣痛不得息,舌苔滑,脉沉弦者。

2. 水肿腹胀,属于实证者,亦可用之。

[**名医方论**]

吴谦《医宗金鉴·删补名医方论》引柯琴曰:"仲景治水之方,种种不同,此其最峻者也。凡水气为患,或喘或咳,或悸或噎,或吐或利,病在一处而止。此则水邪留结于中,心腹胁下痞满硬痛,三焦升降之气阻隔难通。此时表邪已罢,非汗散之法所宜;里饮实盛,又非淡渗之品所能胜,非选逐水至峻之品以折之,则中气不支,束手待毙矣。甘遂、芫花、大戟三味,皆辛苦气寒而禀性最毒,并举而用之,气味相济相须,故可夹攻水邪之巢穴,决其渎而大下之,一举而患可平也。然邪之所凑,其气必虚,以毒药攻邪,必伤及脾胃,使无冲和甘缓之品为主宰,则邪气尽而大命亦随之矣。然此药最毒,参、术所不能君,甘草又与之相反,故选十枣之大而肥者以君之,一以顾其脾胃,一以缓其峻毒。得快利后,糜粥自养,一以使谷气内充,一以使邪不复作。此仲景用毒攻病之法,尽美又尽善也。昧者惑于甘能中满之说而不敢用,岂知承制之理乎!"

[连氏方论]

两胁为阴阳气机升降之道路,水停胸胁,络道被阻,升降失常,故咳嗽痰唾,胸胁牵引作痛,而成悬饮。本方为峻下逐水之剂。方中芫花辛温有毒,善消胸胁之水,《本草纲目》谓其"治水饮痰癖,胁下痛",故为君药;甘遂苦寒有毒,善行经隧水湿,大戟苦寒有毒,善泻六腑之水,为辅佐药;《本草纲目》说:"芫花、大戟、甘遂之性,逐水泄湿,能直达水饮窠囊隐僻之处,但可徐徐用之,取效甚捷,不可过剂,泄人真元也。"故又用大枣肥者十枚,取其益气扶正,培土制水,能缓和诸峻药之毒,使下不伤正,为使药。《医方论》说"仲景以十枣命名,全赖大枣之甘缓以救脾胃,方成节制之师也",故以十枣名汤,寓有深意。

舟车丸
《证治准绳》引刘河间方

[组成] 甘遂　芫花　大戟各一两,俱醋炒(各30克)　大黄二两(60克)　黑牵牛研末,四两(120克)　青皮　陈皮　木香　槟榔各半两(各15克)　轻粉一钱(3克)

[用法] 原方为末,水丸,空心服,初服五丸,日三服,加至快利后却常服,以病去为度。

现代用法:研末,水泛为丸,每服3~6克,日服一次,清晨空腹温开水送下。

[功效] 逐水行气。

[主治] 水肿水胀,形气俱实,口渴气粗,腹胀而坚,大小便秘,脉沉数有力者。

[名医方论]

吴谦《医宗金鉴·删补名医方论》:"舟车神佑丸,治水停诸里,上攻喘咳难卧,下蓄小便不利,外薄作肿,中停胀急者,故备举甘遂、大戟,芫花、牵牛、大黄,直攻水之巢穴,使从大、小二便而出,佐青皮、陈皮、木香以行气,使气行则水行,肿胀两消,其尤峻厉之处,又在少加轻粉,使诸攻水行气之药,迅烈莫当,无微不入,无穷不达。用之若当,功效神奇,百发百中。然非形实或邪盛者,不可轻试,苟徒利其有劫病之能,消而旋肿,用者慎之!"

[连氏方论]

水湿之邪郁久化热,壅于脘腹经隧,肠胃气机受阻。方中重用黑丑,苦寒有毒,通利二便,逐水退肿,为君药;大黄荡涤泻下,甘遂、大戟、芫花逐水消肿,

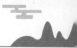

共为臣药；浊水停聚，每致气机升降失司，故以青皮破气散结，陈皮理气燥湿，木香、槟榔疏利三焦之气，使气行则水行，又入少量轻粉，即水银粉，辛寒大毒，取其走而不守，逐水通便，以上均为佐药。诸药合用，共奏峻下逐水，行气破滞之功，使水热壅实之邪从二便排出，犹如顺流之舟，下坡之车，顺势而下，故方以"舟车"名之。

第五节 攻补兼施

黄龙汤
《伤寒六书》

[**组成**] 大黄(9克) 芒硝(9克) 枳实(6克) 厚朴(6克) 甘草(3克) 人参(6克) 当归(9克)[原书未著分量]

[**用法**] 原方以水二盏，姜三片，枣子二枚，煎之后，再入桔梗一撮，热沸为度。

现代用法：上药加桔梗3克，生姜3片，大枣2枚，水煎服。

[**功效**] 扶正攻下。

[**主治**] 里热腑实而气血虚弱者。或因热病当下失下，心下硬痛，身热口渴，谵语，下利纯清水；或素体气血亏损，患阳明腑实之证；或因误治致虚，而腑实犹存，证见神倦少气，便秘，腹胀满硬痛，甚则循衣摸床，撮空理线，神昏肢厥，舌苔焦黄或焦黑，脉虚。

[**名医方论**]

1. 王旭高《退思集类方歌注》："体质气血虚人，而得阳明胃实之证，或因病误治致虚，而燥屎犹未去者，不下则邪气壅实而死，下之又恐正气益虚而即脱。此方攻补兼施，庶几不犯虚虚之祸。曰'黄龙'者，大黄得人参为佐，则能神其功用，如龙得云助，升腾上下，莫能测其变化也。"

2. 俞根初《重订通俗伤寒论》何秀山按语："此方为失下证，循衣撮空，神昏肢厥，虚极热盛，不下立死者立法。故用大承气汤急下以存阴；又用参、归、草、枣气血双补以扶正，此为气血两亏，邪正合治之良方。"

[**连氏方论**]

本方原治热结旁流而兼气血两虚之证。若素体气血亏损，患阳明腑实之证,或因误治致虚,而腑实犹存,正虚甚则不能胜邪,犹当勉为图治。本方系大承气汤加人参、当归、甘草、桔梗、生姜、大枣而成。方中大黄、芒硝、枳实、厚朴泻热攻下,荡涤肠胃实热积滞,人参、当归双补气血,扶正以利于祛邪,使之下不伤正,为方中主要部分;佐以少量桔梗,开提肺气,疏通肠胃,欲降而先升;使以甘草、姜、枣扶其胃气,调和诸药,共成扶正攻下之剂。

增液承气汤
《温病条辨》

[**组成**] 玄参一两(30克)　麦冬连心,八钱(24克)　细生地八钱(24克)　大黄三钱(9克)　芒硝一钱五分(4.5克)

[**用法**] 原方水八杯,煮取三杯,先服一杯,不知,再服。

现代用法:水煎,分三服,得下,余勿服。

[**功效**] 滋阴增液,通便泄热。

[**主治**] 阳明温病,热结阴亏,燥屎不行,下之不通者。

[**名医方论**]

赵绍琴《温病纵横》:"增液承气汤即增液汤加大黄、芒硝组成。方中玄参咸微寒,滋阴降火,麦冬、生地甘寒,滋阴润燥。三药相配,补而不腻,有滋阴润燥,增液濡肠之功。大黄、芒硝泻热软坚,攻下燥结。以增液汤滋阴之品,配伍硝、黄攻下之药,是为攻补兼施之剂。"

[**连氏方论**]

温邪最易伤津耗液,阳明热结而津液枯燥,液愈亏而热愈炽,肠愈燥而液愈耗。方中重用玄参、生地、麦冬,甘凉濡润,滋阴增液,润肠通便;配合大黄、芒硝软坚润燥,泄热攻下,而成攻补兼施之剂。以图阴液来复,热结得下,则邪祛而正复。本方系增液汤合调胃承气汤去甘草,故名之曰"增液承气"。

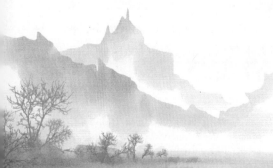

第四章　和解剂

小柴胡汤
《伤寒论》

[组成] 柴胡半斤(24克)　黄芩三两(9克)　人参三两(9克)　甘草三两,炙(9克)　半夏半升,洗(9克)　生姜三两,切(9克)　大枣十二枚,擘(4枚)

[用法] 原方七味,以水一斗二升,煮取六升,去滓,再煎,取三升,温服一升,日三服。

现代用法:水煎服。

[功效] 和解少阳。

[主治]

1. 伤寒少阳病,往来寒热,胸胁苦满,嘿嘿不欲饮食,心烦喜呕,口苦,咽干,目眩,舌苔薄白,脉弦者。

2. 妇人中风,热入血室,经水适断,寒热发作有时。以及疟疾、黄疸等杂病见少阳证者。

[名医方论]

1. 苏轼、沈括《苏沈良方》:"此药,《伤寒论》虽主数十证,大要其间有五证,最的当,服之必愈。一者身热心中逆,或呕吐者,可服……若因渴饮水而呕者,不可服;身体不温热者,不可服,仍当识此。二者,寒热往来者可服。三者,发潮热可服。四者,心烦胁下满,或渴或不渴,皆可服。五者,伤寒已差后,更发热者,可服。此五证,但有一证,更勿疑,便可服,服之必瘥;若有三两证以上,更的当也……世人但知小柴胡治伤寒,不问何证便服之,不徒无效,兼有所害,缘此药差寒故也。"

2. 成无己《伤寒明理论》:"邪气在表者,必渍形以为汗;邪气在里者,必荡涤以为利;其于不外不内,半表半里,既非发汗之所宜,又非吐下之所对,是当和解则可矣,小柴胡汤为和解表里之剂也。"

3. 成无己《注解伤寒论》:"《内经》曰:热淫于内,以苦发之。柴胡、黄芩之苦,以发传邪之热。里不足者,以甘缓之。人参、甘草之甘,以缓中和之气。邪半入里则里气逆,辛以散之,半夏以除烦呕;邪半在表,则荣卫争之,辛甘解之,姜枣以和荣卫。"

4. 吴昆《医方考》:"疟发时,耳聋,胁痛,寒热往来,口苦,喜呕,脉弦者,名曰风疟,此方主之。此条皆少阳证也,以少阳为甲木,在天为风,故《机要》名为风疟。柴胡、黄芩能和解少阳经之邪,半夏、生姜能散少阳经之呕,人参、甘草能补中气之虚,补中所以防邪之入里也。"

[连氏方论]

本方为和解少阳之主方。方中柴胡苦平,入肝胆经,能透泄少阳之邪从外而散,并能疏泄气机郁滞,故为君药;黄芩苦寒,助柴胡以清少阳邪热,柴胡升散,得黄芩降泄,则无升阳劫阴之弊,故为臣药;胆气犯胃,胃失和降,故佐以半夏、生姜降逆和胃,蠲饮止呕,人参、大枣扶助正气,使正气旺盛,则邪无内向之机,可以直从外解;炙甘草助参、枣扶正,且能调和诸药,为使药。本方立法,以和解少阳为主,柯韵伯称其为"少阳枢机之剂,和解表里之总方",故列于和解剂诸方之首。

大柴胡汤
《伤寒论》

[组成] 柴胡半斤(24克)　黄芩三两(9克)　芍药三两(9克)　半夏半升,洗(9克)　生姜五两,切(15克)　枳实四枚,炙(9克)　大枣十二枚,擘(4枚)　大黄二两(6克)

[用法] 原方八味,以水一斗二升,煮取六升,去滓,再煎,温服一升,日三服。

现代用法:水煎服。

[功效] 和解少阳,内泻热结。

[主治] 少阳阳明并病,往来寒热,胸胁苦满,呕不止,郁郁微烦,心下痞硬,或心下满痛,大便不解或下利,舌苔黄,脉弦数有力者。

[名医方论]

1. 吴昆《医方考》:"伤寒,阳邪入里,表证未除,里证又急者,此方主之。

表证未除者,寒热往来、胁痛、口苦尚在也;里证又急者,大便难而燥实也。表证未除,故用柴胡、黄芩以解表;里证燥实,故用大黄、枳实以攻里。芍药能和少阳,半夏能治呕逆,大枣、生姜,又所以调中而和荣卫也。”

2. 汪昂《医方集解》:“此足少阳、阳明药也。表证未除,故用柴胡以解表,里证燥实,故用大黄、枳实以攻里;芍药安脾敛阴,能泻肝火,使木不克土,黄芩退热解渴;半夏和胃止呕;姜辛散而枣甘缓,以调营卫而行津液。此表里交治,下剂之缓者也。”

3. 吴谦《医宗金鉴·删补名医方论》:“柴胡证在,又复有里,故立少阳两解法也。以小柴胡汤加枳实、芍药者,仍解其外以和其内也。去参、草者,以里不虚。少加大黄,以泻结热。倍生姜者,因呕不止也。斯方也,柴胡得生姜之倍,解半表之功捷,枳、芍得大黄之少,攻半里之效徐。虽云下之,亦下中之和剂也。”

［连氏方论］

此乃少阳病未解,传入阳明化热成实,故云少阳阳明并病。本方系由小柴胡汤去人参、甘草,加大黄、枳实、芍药而成。方中柴胡、黄芩和解少阳,以治往来寒热,胸胁苦满,为君药;大黄、枳实内泻热结,以治心下痞硬或满痛,郁郁微烦,大便不解或下利,为臣药;芍药和里,善治腹痛,且助柴、芩以清肝胆,半夏和胃降逆以治呕不止,共为佐药;重用生姜,既助半夏和胃止呕,又配大枣和营卫而行津液,共为使药。总之,本方为治少阳阳明并病,和解与泻下并用之方,较小柴胡汤专于和解少阳一经者力量为大,故名之曰“大柴胡汤”。

蒿芩清胆汤
《通俗伤寒论》

［组成］青蒿脑钱半至二钱(4.5~6克)　淡竹茹三钱(9克)　仙半夏钱半(4.5克)　赤茯苓三钱(9克)　青子芩钱半至三钱(4.5克~9克)　生枳壳钱半(4.5克)　陈广皮钱半(4.5克)　碧玉散包,三钱(9克)

［用法］原方未著用法。

现代用法:水煎服。

［功效］清胆利湿,和胃化痰。

［主治］湿遏热郁,寒热如疟,寒轻热重,口苦膈闷,吐酸苦水,或呕黄涎而黏,甚则干呕呃逆,胸胁胀疼,小便短少黄赤,舌红苔白腻,间现杂色,脉数而右滑左弦者。

[名医方论]

1. 俞根初《重订通俗伤寒论》何秀山按语："足少阳胆与手少阳三焦合为一经。其气化一寄于胆中以化水谷,一发于三焦以行腠理。若受湿遏热郁,则三焦之气机不畅,胆中之相火乃炽,故以蒿、芩、竹菇为君,以清泄胆火;胆火炽,必犯胃而液郁为痰,故臣以枳壳、二陈和胃化痰;然必下焦之气机通畅,斯胆中之相火清和,故又佐以碧玉,引相火下泄;使以赤苓,俾湿热下出,均从膀胱而去。此为和解胆经之良方,凡胸痞作呕,寒热如疟者,投无不效。"

2. 俞根初《重订通俗伤寒论》何廉臣勘语："青蒿脑清芬透络,从少阳胆经领邪外出。虽较疏达腠理之柴胡力缓,而辟移宣络之功,比柴胡为尤胜。故近世喜用青蒿而畏柴胡也。"

[连氏方论]

本方证乃湿遏热郁,阻于少阳胆与三焦所致。方中青蒿苦寒芳香,清透少阳邪热,黄芩苦寒,善清胆热,并能燥湿,二味共为君药;竹茹、枳壳、半夏、陈皮清热和胃,化痰降逆,为臣药;赤茯苓、碧玉散清热利湿,导邪从小便而去,且能和中,为佐使药。诸药合用,共奏清胆利湿,和胃化痰之效。

第二节　调和肝脾

四逆散
《伤寒论》

[组成] 甘草炙　枳实破,水渍,炙干　柴胡　芍药(各等分)

[用法] 原方四味,各十分,捣筛,白饮和,服方寸匕,日三服。
现代用法:水煎服。

[功效] 透解郁热,疏肝理脾。

[主治] 阳气内郁,四肢厥逆,或脘腹疼痛,或泻利下重,脉弦者。

[名医方论]

1. 柯琴《伤寒来苏集·伤寒附翼》："厥冷四逆,有寒热之分,胃阳不敷于四肢为寒厥,阳邪内扰于阴分为热厥。然四肢不温,故厥者必利,先审泻利之寒热,而四逆之寒热判矣。下利清谷为寒,当用姜、附壮元阳之本;泄泻下重为热,故用白芍、枳实酸苦涌泄之品以清之。不用芩、连者,以病于阴而热在下焦也。更用柴胡之苦平者,以升散之,令阴火得以四达。佐甘草之甘凉,以缓其下重。合而为散,散其实热也。用白饮和服,中气和而四肢之阴阳自接,三焦之热自平矣。"

2. 吴谦《医宗金鉴·订正仲景全书伤寒论注》引李中梓曰:"按少阴用药,有阴阳之分,如阴寒而四逆者,非姜、附不能疗。此证虽云四逆,必不甚冷,或指头微温,或脉不沉微,乃阴中涵阳之证。惟气不宣通,是以逆冷,故以柴胡凉表,芍药清中。此本肝胆之剂,而少阴用之者,为水木同源也。以枳实利七冲之门,以甘草和三焦之气,气机宣通,而四逆可痊矣。"

3. 吴谦《医宗金鉴·订正仲景全书伤寒论注》:"此则少阳厥阴,故君柴胡以疏肝之阳,臣芍药以泻肝之阴,佐甘草以缓肝之气,使枳实以破肝之逆。三物得柴胡,能外走少阳之阳,内走厥阴之阴,则肝胆疏泄之性遂,而厥可通也。"

［连氏方论］

四肢厥逆一证,有寒热之分。本方证属于热厥,乃由肝气郁结,气不宣通,阳气内郁,不能达于四肢而致。方中柴胡疏肝解郁,透达郁热,为君药;臣以芍药养血柔肝,和营止痛,柴胡得芍药,一散一收,则无升散太过耗劫肝阴之弊;枳实为佐,宽中下气;甘草为使,调和诸药。且柴胡与枳实同用,一升一降,加强疏肝理气之功;芍药与甘草同用,善能调和肝脾,缓急止痛。合而成方,共奏透解郁热,疏肝理脾之效。原方作散剂,主治"四逆",故方名"四逆散"。

逍遥散
《太平惠民和剂局方》

［组成］柴胡_{去苗} 当归_{去苗,锉,微炒} 芍药_白 白术 茯苓_{去皮,白者各一两}（各30克）甘草_{微炙赤,半两（15克）}

［用法］原方为粗末,每服二钱,水一大盏,加烧生姜一块切破,薄荷少许,同煎至七分,去渣热服,不拘时候。

现代用法:共为散,每服6~9克,加煨姜、薄荷少许共煎汤温服,日三次。亦可作汤剂,水煎服,用量按原方比例酌情增减。亦有丸剂,每服6~9克,日服二次。

［功效］疏肝解郁,养血健脾。

［主治］肝郁血虚,两胁作痛,头痛目眩,口燥咽干,神疲食少,或见往来寒热,或月经不调,乳房作胀,脉弦而虚者。

［名医方论］

1. 王晋三《绛雪园古方选注》:"逍遥,《说文》与'消摇'通。《庄子·逍遥游》

注云：'如阳动冰消，虽耗不竭其本；舟行水摇，虽动不伤于内。'譬之于医，消散其气郁，摇动其血郁，皆无伤乎正气也。"

2. 吴谦《医宗金鉴·删补名医方论》引赵羽皇曰："五脏苦欲补泻，云'肝苦急，急食甘以缓之'。盖肝性急善怒，其气上行则顺，下行则郁，郁则火动而诸病生矣。故发于上，则头眩、耳鸣而或为目赤。发于中，则胸满、胁痛而或作吞酸。发于下，则少腹疼疝而或溲溺不利。发于外，则寒热往来，似疟非疟。凡此诸证，何莫非肝郁之象乎？而肝木之所以郁，其说有二：一为土虚不能升木也，一为血少不能养肝也。盖肝为木气，全赖土以滋培，水以灌溉。若中土虚，则木不升而郁。阴血少，则肝不滋而枯。方用白术、茯苓者，助土德以升木也。当归、芍药者，益荣血以养肝也。薄荷解热，甘草和中。独柴胡一味，一以为厥阴之报使，一以升发诸阳。经云：木郁则达之。遂其曲直之性，故名曰逍遥。若内热、外热盛者，加丹皮解肌热，炒栀清内热，此加味逍遥散之义也。"

3. 费伯雄《医方论》："逍遥散于调营扶土之中，用条达肝木，宣通胆气之法，最为解郁之善剂。五脏惟肝为最刚，而又于令为春，于行为木，具发生长养之机，一有怫郁，则其性怒张，不可复制。且火旺则克金，木旺则克土，波及他脏，理固宜然。此于调养之中寓疏通条达之法，使之得遂其性，而诸病自安。加丹参、香附二味以调经更妙，盖妇人多郁故也。"

4. 张秉成《成方便读》："夫肝属木，乃生气所寓，为藏血之地，其性刚介而喜条达，必须水以涵之、土以培之，然后得遂其生长之意。若七情内伤，或六淫外束，犯之则木郁而病变多矣。此方以当归、白芍之养血，以涵其肝；苓、术、甘草之补土，以培其本；柴胡、薄荷、煨生姜俱系辛散气升之物，以顺肝之性，而使之不郁。如是则六淫七情之邪皆治，则前证岂有不愈者哉！"

[连氏方论]

此为肝郁血虚之证。方中当归甘辛苦温，补血和血，且气香入脾，足以舒展脾气，白芍酸苦微寒，养血柔肝，敛阴益脾，归、芍同用，使血和则肝和，血充则肝柔，共为君药；木旺则土衰，肝病易传脾，故以白术、茯苓、甘草健脾益气，实土以御木侮，共为臣药；柴胡疏肝解郁，使肝木得以条达，薄荷少许，疏泄肝经郁热，发其郁遏之气，煨姜温胃和中，又能辛散解郁，共为佐使药。诸药合用，深合《素问·藏气法时论》"肝苦急，急食甘以缓之""脾欲缓，急食甘以缓之""肝欲散，急食辛以散之"之旨，务使血虚得养，脾虚得复，肝郁得疏，自然诸症自愈，气血调畅，故方以"逍遥"名之。

白术芍药散（又名痛泻要方）
《景岳全书》引刘草窗方

[**组成**] 炒白术三两(9克)　炒芍药二两(6克)　防风一两(3克)　炒陈皮一两半(4.5克)

[**用法**] 原方剉,分八帖,水煎或丸服。

现代用法:作汤剂,水煎服,用量按原方比例酌减。

[**功效**] 抑肝扶脾。

[**主治**] 肝木乘脾,肠鸣腹痛,大便泄泻,泻必腹痛,舌苔薄白,脉两关不调,左弦而右缓者。

[**名医方论**]

1. 汪昂《医方集解》:"此足太阴、厥阴药也。白术苦燥湿,甘补脾,温和中;芍药寒泻肝火,酸敛逆气,缓中止痛;防风辛能散肝,香能舒脾,风能胜湿,为理脾引经要药;陈皮辛能利气,炒香尤能燥湿醒脾,使气行则痛止。数者皆以泻木而益土也。"

2. 秦伯未《谦斋医学讲稿》:"因为肝旺脾弱,故用白芍敛肝,白术健脾;又因消化不良,腹内多胀气,故佐以陈皮理气和中,并利用防风理肝舒脾,能散气滞。肝旺脾弱的腹泻,多系腹内先胀,继而作痛,泻下不多,泻后舒畅,反复发作。"

[**连氏方论**]

本方证系由肝木乘脾,肝脾不和,脾运失常所致。方中重用白术健脾,并能和中燥湿,白芍抑肝,并能缓急止痛,共为君药;配伍陈皮理气和中,防风具升散之性,辛能散肝郁,香能舒脾气,共为辅佐药。药仅四味,但补中寓疏,扶脾抑肝,调畅气机,痛泻自止。

第三节　调和肠胃

半夏泻心汤
《伤寒论》

[**组成**] 半夏半升,洗(12克)　黄芩　干姜　人参各三两(各9克)　黄连一两(3

克）　大枣十二枚,擘(4枚)　甘草三两,炙(9克)

[**用法**] 原方七味,以水一斗,煮取六升,去滓,再煮,取三升,温服一升,日三服。

现代用法:水煎服。

[**功效**] 和胃降逆,开结散痞。

[**主治**] 胃气不和,心下痞,但满而不痛,或呕吐,肠鸣下利,舌苔腻而微黄。

[**名医方论**]

1. 成无己《伤寒明理论》:"陷胸汤,攻结也。泻心汤,攻痞也。气结而不散,壅而不通为结胸,陷胸汤为直达之剂。塞而不通,否而不分为痞,泻心汤为分解之剂。所以谓之泻心者,谓泻心下之邪也。痞与结胸有高下焉。结胸者,邪结在胸中,故治结胸曰陷胸汤。痞者,留邪在心下,故治痞曰泻心汤。黄连味苦寒,黄芩味苦寒,《内经》曰:苦先入心,以苦泄之。泻心者,必以苦为主,是以黄连为君,黄芩为臣,以降阳而升阴也。半夏味辛温,干姜味辛热,《内经》曰:辛走气,辛以散之。散痞者,必以辛为助。故以半夏、干姜为佐,以分阴而行阳也。甘草味甘平,大枣味甘温,人参味甘温,阴阳不交曰痞,上下不通为满,欲通上下,交阴阳,必和其中。所谓中者,脾胃是也。脾不足者,以甘补之,故用人参、甘草、大枣为使,以补脾而和中。中气得和,上下得通,阴阳得位,水升火降,则痞消热已而大汗解矣。"

2. 吴昆《医方考》:"伤寒下之早……以既伤之中气而邪乘之,则不能升清降浊,痞塞于中,如天地不交而成否,故曰痞。泻心者,泻心下之邪也。姜、夏之辛,所以散痞气;芩、连之苦,所以泻痞热;已下之后,脾气必虚,人参、甘草、大枣所以补脾之虚。"

[**连氏方论**]

痞者,寒热中阻,痞塞不通,上下不能交泰之谓,属于脾胃病变。方中重用半夏辛温,消痞散结,降逆止呕,以除痞满呕逆之证,故为君药;臣以干姜辛温散寒,黄芩、黄连苦寒泄热,夏、姜、芩、连苦辛并用,能通能降,足以开结散痞;佐以人参、大枣甘温益气,以补其虚;使以甘草补胃气而调诸药。本方寒热互用以和其阴阳,苦辛并进以调其升降,补泻兼施以调其虚实。务使中焦得和,升降复常,则心下痞满呕吐下利诸症自愈。本方以半夏为君药,有解除心下痞满之效,故方名半夏泻心汤。

黄连汤

《伤寒论》

[**组成**] 黄连　甘草炙　干姜　桂枝各三两(各9克)　人参二两(6克)　半夏半升,洗(9克)　大枣十二枚,擘(4枚)

[**用法**] 原方七味,以水一斗,煮取六升,去滓,温服一升,日三服,夜二服。现代用法:水煎服。

[**功效**] 寒热并调,和胃降逆。

[**主治**] 胸中有热,胃中有邪气,腹中痛,欲呕吐者。

[**名医方论**]

柯琴《伤寒来苏集》:"胸中之热不得降,故炎上而欲呕;胃因邪气之不散,故腹中痛也……用黄连泻心胸之热,姜、桂祛胃中之寒,甘、枣缓腹中之痛,半夏除呕,人参补虚。虽无寒热往来于外,而有寒热相搏于中,所以寒热并用,攻补兼施,仍不离少阳和解之治法耳。此证在太阴、少阳之间,此方兼泻心、理中之剂。"

[**连氏方论**]

本方适用于胃肠升降失常,上热下寒的病证。胸中有热,故方中黄连苦寒清热,为君药;胃中有邪气,故以干姜、桂枝辛温散寒,为臣药,寒温并用,可使寒热调和;佐以半夏和胃降逆止呕,人参、大枣益气和中缓痛;炙甘草为使,善能缓急止痛,调和诸药。全方寒温互用,甘苦并施,能使寒散热消,上下调和,升降复常,诸症自愈。

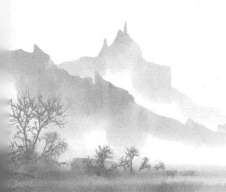

第五章　温里剂

第一节　温中祛寒

理中丸
《伤寒论》

[组成] 人参　干姜　甘草炙　白术各三两(各9克)

[用法] 原方四味,捣筛,蜜和为丸,如鸡子黄许大。以沸汤数合,和一丸,研碎,温服之,日三四服,夜二服;腹中未热,益至三四丸,然不及汤。汤法以四味依两数切,用水八升,煮取三升,去滓,温服一升,日三服。

现代用法:丸剂,每服6~9克,一日二三次,温开水送下;或作汤剂,水煎服,用量按原方比例酌定。

[功效] 温中祛寒,补气健脾。

[主治]

1. 脾胃虚寒证,自利不渴,腹满呕吐,腹痛,食不下,舌苔白滑,脉缓弱或沉迟无力,以及霍乱属于脾胃虚寒者。

2. 阳虚失血。

3. 病后喜唾涎沫及小儿慢惊等证由中焦虚寒而致者。

[名医方论]

1. 吴谦《医宗金鉴·订正伤寒论注》引程应旄曰:"阳之动,始于温,温气得而谷精运,谷气升而中气赡,故名曰理中,实以燮理之功,予中焦之阳也。盖谓阳虚即中气失守,膻中无发宣之用,六府无洒陈之功,犹如釜薪失焰,故下至清谷,上失滋味,五藏凌夺,诸证所由来也。参、术、炙草,所以守中州,干姜辛以温中,必假之以燃釜薪而腾阳气,是以谷入于阴,长气于阳,上输华盖,下摄州都,五藏六府皆受气矣,此理中之旨也。若水寒互胜,即当脾肾双温,加之以附子,则命门益而土母温矣。"

2. 王绵之《方剂学基础知识》："后者分析理中丸,有执于'人参汤'之名而以人参为君者,殊不知理中丸治中焦虚寒之吐泻交作,《金匮要略》用治胸中阳气虚之'胸痹,心中痞气,胸满,胁下逆抢心(即胁下气逆,上冲胸中)。'此时气虚为主,当用人参补元气为君者,故改为汤剂,名'人参汤'而不言理中汤,是有深意的。……张仲景用以回阳救逆之四逆汤类,皆以干姜助附子,可知阳虚里寒当以干姜、附子为主。"

[连氏方论]

脾胃阳虚有寒,则运化失职,升降失常。中焦虚寒,非温则寒邪不去,非补则正气不复。方中干姜大辛大热,温中祛寒,《别录》谓其"治寒冷腹痛,中恶霍乱,胀满",《珍珠囊》谓其"去脏腑沉寒痼冷",故为君药;人参甘苦微温,补气健脾,且有温中之效,《别录》谓其"疗肠胃中冷",故为臣药;脾虚寒湿不化,故以白术为佐,补脾气而燥脾湿,《珍珠囊》谓其"除湿益气,补中补阳";炙甘草为使,补土温中,调和诸药。四药合用,有温有补有燥有和,而为温中祛寒,补气健脾之剂,为治理中焦虚寒的要方,故名曰"理中"。《素问·至真要大论》说"寒淫所胜,平以辛热,佐以甘苦",此方是也。原方一方二法,可根据证情之缓急,而决定汤、丸之用。服药后可进热粥,以助药力温养中气。

吴茱萸汤
《伤寒论》

[组成] 吴茱萸一升,洗(9克)　人参三两(9克)　生姜六两,切(18克)　大枣十二枚,擘(4枚)

[用法] 原方四味,以水七升,煮取二升,去滓,温服七合,日三服。
现代用法:水煎服。

[功效] 温中补虚,降逆止呕。

[主治]

1. 胃中虚寒,食谷欲呕,或胃脘作痛,吞酸嘈杂,苔白滑,脉弦迟者。

2. 厥阴头痛,干呕,吐涎沫者。

3. 吐利,手足厥冷,烦躁欲死者。

[名医方论]

1. 许宏《金镜内台方议》："干呕吐涎沫,头痛,厥阴之寒气上攻也;吐利,

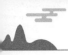

手足厥冷者,寒气内甚也;烦躁欲死者,阳气内争也;食谷欲呕者,胃寒不受食也。此三者之证,共用此方者,以吴茱萸能下三阴之逆气为君;生姜能散气为臣;人参、大枣之甘缓,能和调诸气者也,故用之为佐使,以安其中也。"

2. 丹波元简《伤寒论辑义》引汪琥云:"呕为气逆,气逆者必散之。吴茱萸辛苦,味重下泄,治呕为最。兼以生姜,又治呕圣药,非若四逆中之干姜守而不走也。武陵陈氏云:'其所以致呕之故,因胃中虚生寒,使温而不补,呕终不愈',故用人参补中,合大枣以为和脾之剂焉。"

[连氏方论]

阴寒内盛,胃气不降,浊阴上逆。方中吴茱萸辛苦大热,温中散寒,降逆下气,《本经》谓其"主温中下气止痛",故为君药;重用生姜为臣,取其辛温之性,助君药温中散寒,降逆止呕;佐以人参甘苦微温,补虚弱而益胃气;大枣甘温,甘能补中,温能益气,且能调和诸药,用以为使。合而成为温中补虚,降逆止呕之剂。

小建中汤
《伤寒论》

[组成] 桂枝三两,去皮(9克)　芍药六两(18克)　甘草二两,炙(6克)　生姜三两,切(9克)　大枣十二枚,擘(4枚)　胶饴一升(30克)

[用法] 原方六味,以水七升,煮取三升,去滓,内胶饴,更上微火消解,温服一升,日三服。

现代用法:水煎去滓,加入饴糖溶化,温服。

[功效] 温中补虚,和里缓急。

[主治] 虚劳里急,腹中痛,喜得温按,按之则痛减,或心中悸动,虚烦不宁,面色无华,脉弦而涩,舌质淡嫩苔薄白。

[名医方论]

1. 苏轼、沈括《苏沈良方》:"此药治腹痛如神……此药偏治腹中虚寒,补血,尤止腹痛。"

2. 许宏《金镜内台方议》:"建中者,建其脾也。脾欲缓,急食甘以缓之。建中之味甘也。阳脉涩,阴脉弦者,为中虚内寒也。心中悸者为气虚,烦者为血虚,故用胶饴为君,甘草、大枣为臣,以甘佐甘缓之也。白芍药之酸,能收敛脾气,而益其中,故用之为佐。桂枝、生姜之辛,以散余邪而益气也。"

3. 汪昂《医方集解》:"此汤以饴糖为君,故不名桂枝芍药而名建中。今人用小建中者,绝不用饴糖,失仲景遗意矣。"

4. 张璐《张氏医通》:"虚劳而至于亡血失精,消耗津液,枯槁四出,难为力矣。《内经》针药莫刺者,调以甘药。《金匮》遵之,而用小建中汤、黄芪建中汤,以建其中气,俾饮食增而津液旺也。"

5. 徐灵胎《兰台轨范》:"此方治阴寒阳衰之虚劳,正与阴虚火旺之病相反,庸医误用,害人甚多。此咽干口燥,乃津液少,非有火也。"

[连氏方论]

虚劳腹痛,由于中气虚寒,不得温煦,故腹中拘急,时时作痛。本方即桂枝汤倍芍药加饴糖而成。方中饴糖甘温而润,温中补虚,缓急止痛,《千金》谓其"补虚冷,益气力",故为君药;重用芍药敛阴,配以桂枝温阳,二味均为臣药;佐以炙甘草,得芍药则酸甘化阴,缓急止痛,得桂枝则辛甘化阳,温中补虚;使以生姜、大枣补脾胃,调营卫而和诸药。合而成方,共奏温中补虚,和里缓急,平补阴阳,调和气血之效。取"劳者温之"之义,俾中阳得运,化生气血,灌溉四旁,则虚劳何患其不愈。本方不用大温大补,而用平和醇厚之品,建立中焦脾胃之气,故方名"小建中汤"。

大建中汤
《金匮要略》

[组成] 蜀椒二合,去汗(6克)　干姜四两(12克)　人参二两(6克)

[用法] 原方三味,以水四升,煮取二升,去滓,内胶饴一升,微火煮取一升半,分温再服,如一炊顷,可饮粥二升,后更服,当一日食糜,温覆之。

现代用法:水煎去滓,加入饴糖30克,溶化,分二次温服。

[功效] 温中补虚,降逆止痛。

[主治] 中阳衰微,阴寒内盛,脘腹剧痛,手不可近,呕不能饮食,舌质淡苔白滑,脉沉细迟。以及脏寒蛔动不安,上腹部剧痛者。

[名医方论]

1. 吴谦《医宗金鉴·订正仲景全书伤寒论注》:"蜀椒、干姜大散寒邪,人参、胶饴大建中虚,服后温覆,令有微汗,则寒去而痛止。此治心胸中寒之法也。"

2. 费伯雄《医方论》:"非人参不能大补心脾,非姜、椒不能大祛寒气,故名曰大建中。又有饴糖之甘缓以杀姜、椒之辛燥,非圣于医者,不辨有此。"

[连氏方论]

中阳衰微,阴寒内盛。方中蜀椒大辛大热,温中散寒,下气止痛,并能驱蛔杀虫,为君药;干姜大辛大热,温中散寒,和胃止呕,为臣药;阴寒内盛由于中阳之虚,故用人参甘温,补益脾胃,扶持正气,为佐药;饴糖建中补虚,缓急止痛,且以缓和椒、姜辛烈之性,为佐使药。四药合用,而成温中补虚,降逆止痛之剂。本方大热大补,足以温健其中脏,使阴寒尽去,中阳建立,故方名"大建中汤"。

第二节 回阳救逆

四逆汤
《伤寒论》

[组成] 甘草二两,炙(6克)　干姜一两半(4.5克)　附子一枚,生用,去皮,破八片(9克)

[用法] 原方三味,以水三升,煮取一升二合,去滓,分温再服。强人可大附子一枚,干姜三两。

现代用法:以水久煎温服。

[功效] 回阳救逆。

[主治] 阴寒内盛,阳气衰微,四肢厥逆,恶寒踡卧,神疲欲寐,呕吐腹痛,下利清谷,或大汗亡阳,脉沉或微细欲绝,舌质淡苔白滑或舌苔黑而滑润者。

[名医方论]

1. 许宏《金镜内台方议》:"必以附子为君,以温经济阳,以干姜为臣,辅甘草为佐使,以调和二药而散其寒也。《内经》曰:'寒淫于内,治以甘热',又曰:'寒淫所胜,平以辛热',乃附子之热,干姜之辛,甘草之甘是也。"

2. 费伯雄《医方论》:"四逆汤为四肢厥逆而设,仲景立此方以治伤寒之少阴症。若太阴之腹痛下利、完谷不化;厥阴之恶寒大汗,四肢厥冷者亦宜之。盖阴惨之气深入于里,真阳几几欲绝,非此纯阳之品不足以破阴气而发阳光。又恐姜、附之性过于燥烈,反伤上焦,故倍用甘草以缓之。立方之法,尽美尽善……四逆者,必手冷过肘,足冷过膝,脉沉细无力,腹痛下利等象咸备,方可用之,否则不可轻投。"

3. 冉雪峰《八法效方举隅》:"查四逆汤为少阴正药,乃温肾回阳之主方……附子生用,温肾力大,干姜温摄承接以佐之。人之阳气,资始于肾,资生于胃,故二者并重,从化源资始资生处着力;佐甘草和中,以为起下之本。"

[连氏方论]

《素问·厥论》说:"阳气衰于下,则为寒厥。"其主证为四逆,即指阳气衰微,四肢厥逆而言。《素问·至真要大论》说:"寒淫所胜,平以辛热,佐以甘苦。"方中生附子大辛大热,入心、脾、肾经,为回阳救逆之要药,专补命门之火,通行十二经,无所不利,走而不守,为君药;干姜大辛大热,守而不走,善散里寒,助君药回阳救逆,为臣药;炙甘草甘温,益气温阳,并能缓和生附、干姜燥烈之性,为佐使药。三药合用,功专效宏,可迅达回阳救逆之功而四逆可愈,故方名"四逆汤"。

参附汤
《济生续方》

[组成] 人参半两（15克） 附子炮,去皮、脐,一两（30克）

[用法] 原方咬咀,分作三服,水二盏,生姜十片,煎至八分,去滓,食前温服。

现代用法:水煎服。

[功效] 回阳益气固脱。

[主治] 阳气暴脱,手足逆冷,头晕气短,面色苍白,汗出脉微,舌淡苔薄白者。

[名医方论]

吴谦《医宗金鉴·删补名医方论》:"先身而生,谓之先天;后身而生,谓之后天。先天之气在肾,是父母之所赋;后天之气在脾,是水谷之所化……二气互用,故后天之气得先天之气,则生生而不息;先天之气得后天之气,始化化而不穷也。若夫起居不慎则伤肾,肾伤则先天气虚矣。饮食不节则伤脾,脾伤则后天气虚矣。补后天之气无如人参,补先天之气无如附子,此参附汤之所由立也。二藏虚之微甚,参、附量为君主,二药相须,用之得当,则能瞬息化气于乌有之乡,顷刻生阳于命门之内,方之最神捷者也。若表虚自汗,以附子易黄芪,名人参黄芪汤,补气兼止汗。失血阴亡,以附子易生地,名人参生地黄汤,固气兼救阴。寒湿厥汗,以人参易白术,名术附汤,除湿兼温里。阳虚厥汗,以人参易黄芪,名芪附汤,补阳兼固表。此皆参附汤之转换变化法也。医者扩而充之,不能尽述其妙。"

[连氏方论]

阳气暴脱,即为亡阳。方中重用人参甘温,大补元气,以固后天;附子大辛大热,温壮元阳,大补先天。二药相须,具有上助心阳,下温肾命,中补脾土之功。本方力专效宏,大温大补,最能振奋阳气,益气固脱,确为急救垂危之良方。

真武汤
《伤寒论》

[组成] 茯苓三两(9克)　芍药三两(9克)　生姜三两,切(9克)　白术二两(6克)　附子一枚,炮,去皮,破八片(9克)

[用法] 原方五味,以水八升,煮取三升,去滓,温服七合,日三服。

现代用法:水煎服。

[功效] 温阳利水。

[主治]

1. 肾阳衰微,水气内停,小便不利,四肢沉重疼痛,腹痛,下利,或肢体浮肿,舌质淡苔白滑,脉沉迟者。

2. 太阳病,发汗太过,其人发热,心下悸,头眩,身瞤动,振振欲擗地者。

[名医方论]

1. 汪昂《医方集解》:"真武,北方之神,一龟一蛇,司水火者也,肾命象之,此方济火而利水,故以名焉。"

2. 吴谦《医宗金鉴·删补名医方论》:"小青龙汤治表不解有水气,中外皆寒实之病也。真武汤治表已解有水气,中外皆寒虚之病也。真武者,北方司水之神也,以之名汤者,借以镇水之义也。夫人一身制水者脾也,主水者肾也,肾为胃关,聚水而从其类。倘肾中无阳,则脾之枢机虽运,而肾之关门不开,水即欲行,以无主制,故泛溢妄行而有是证也。用附子之辛热,壮肾之元阳,则水有所主矣。白术之苦燥建立中土,则水有所制矣。生姜之辛散,佐附子以补阳,于主水中寓散水之意。茯苓之淡渗,佐白术以健土,于制水中寓利水之道焉。而尤妙在芍药之酸收,仲景之旨微矣。盖人之身,阳根于阴,若徒以辛热补阳,不少佐以酸收之品,恐真阳飞越矣。用芍药者,是亟收阳气归根于阴也。于此推之,则可知误服青龙致发汗亡阳者,所以于补阳药中之必需芍药也。然下利减芍药者,以其阳不外散也;加干姜者,以其温中胜寒也。水寒伤肺则咳,加细辛、干姜者,散水寒也;加五味子者,收肺气也。小便利者,去茯苓,以其虽寒而水不能停也。呕者,去附子倍生姜,以其病非下焦,水停于胃也。所以不须温肾以行水,只当温胃以散水,且生姜功能止呕也。"

[连氏方论]

肾为水脏,主化气而利小便,肾中真阳衰微,则气不化水,小便不利。肾主水液,故用附子大辛大热,温肾壮阳,为君药;制水在脾,故又臣以茯苓、白术健脾利水,生姜温散水寒之气;佐以白芍苦酸微寒,既能止腹痛利小便,《本经》谓其"主邪气腹痛……止痛,利小便",又能缓和附子燥烈之性,使温阳利水而不伤阴。诸药合用,温肾阳以消阴翳,利水道以祛水邪。真武乃北方司水之神,本方有温阳利水之功,故名之曰"真武汤"。

黑锡丹
《太平惠民和剂局方》

[组成] 金铃子蒸,去皮、核　胡芦巴酒浸,炒　木香　附子炮,去皮、脐　肉豆蔻面裹,煨　破故纸酒浸,炒　沉香镑　茴香舶上者,炒　阳起石研细,水飞,各一两(各30克)　肉桂去皮,半两(15克)　黑锡去滓称　硫黄透明者,结砂子,各二两(各60克)

[用法] 原方用黑盏或新铁铫内如常法结黑锡、硫黄砂子,地上出火毒,研令极细,余药并杵,罗为细末,都一处和匀入研,自朝至暮,以黑光色为度,酒糊圆如梧桐子大,阴干入布袋内擦令光莹,每服三四十粒,空心姜盐汤或枣汤下,妇人艾醋汤下。

现代用法:酒糊丸,成人每服4.5克,小儿每服1.5~3克,空腹时用温开水或淡盐汤送下。如急救可用至9克。

[功效] 温补下元,镇纳浮阳。

[主治]

1. 肾阳虚衰,肾不纳气,下虚上实,痰壅气喘,汗出肢厥,舌淡苔白,脉沉细或浮大无根者。

2. 奔豚,气上冲胸,或肠鸣便溏,或男子阳痿,妇人血海虚寒,带下清稀者。

[名医方论]

张秉成《成方便读》："夫肾为坎象,一阳居于二阴之间,人之真阴真阳皆寓于此,一有偏胜,则病变百出矣。如真阳虚乏者,不特寒从外来,且寒自内生,盛则逼阳于上,或遗脱于下,种种变证,莫可枚举。然欲补真阳之火,必先回护真阴,故用硫黄、黑锡二味,皆能入肾,一补火而一补水,以之同炒,使之水火交恋,阴阳互根之意。而后一派补肾壮阳之药,暖下焦,逐寒湿,真阳返本,阴液无伤。寒则气滞,故以木香理之;虚则气泄,故以肉果固之。用川楝者,以肝肾同居下焦,肝有相火内寄,虽寒盛于下,恐肝家内郁之火不净耳。故此方治寒疝一证,亦甚得宜。"

[连氏方论]

肾阳虚衰,肾气摄纳无权,此为病之本,下虚是也;阳虚寒从内生,浊阴从而上泛,水泛为痰,胸中痰壅,此为病之标,上实是也。本方以黑锡、硫黄为君药。黑锡即铅,甘寒镇水,重坠以降逆气,坠痰涩,平其痰壅气喘之势;然肾为水火之脏,证属阳衰阴盛,故以硫黄酸温,补火助阳,温命门而消阴寒。二味合用,取阴阳互根,阴中求阳之意,善护真阴,温真阳,纳肾气,镇浮阳。臣以肉桂、附子温补命门,引火归原,胡芦巴、破故纸、茴香、阳起石均为温肾壮阳之品,使阳气充旺,则阴霾自散。寒则气滞,佐以木香调气,虚则气泄,又以肉豆蔻固下;又恐诸纯阳之品温燥太过,引动相火,故以金铃子苦寒以为反佐,且有清肝理气之功。使以沉香,质重性温,既降逆气,又纳肾气。合而成方,共奏温补下元,镇纳浮阳之效。

第三节　温经散寒

当归四逆汤
《伤寒论》

[组成] 当归三两(9克)　桂枝三两(9克)　芍药三两(9克)　细辛三两(9克)　甘草二两,炙(6克)　通草(按:即现在之木通)二两(6克)　大枣二十五枚,擘(8枚)

[用法] 原方七味,以水八升,煮取三升,去滓,温服一升,日三服。

现代用法:水煎服。

[功效] 温经散寒,养血通脉。

[**主治**] 血虚受寒,手足厥寒,脉细欲绝,舌淡苔白。并治寒伤血脉,腰、股、腿、足疼痛者。

　　[**名医方论**]

　　尤在泾《伤寒贯珠集》:"手足厥寒,脉微欲绝者,阳之虚也,宜四逆辈。脉细欲绝者,血虚不能温于四末,并不能荣于脉中也。夫脉为血之府,而阳为阴之先。故欲续其脉,必益其血;欲益其血,必温其经。方用当归、芍药之润以滋之,甘草、大枣之甘以养之,桂枝、细辛之温以行之,而尤借通草之入经通脉,以续其绝而止其厥。若其人内有久寒者,必加吴茱萸、生姜之辛以散之,而尤借清酒之濡经浃脉,以散其久伏之寒也。"

　　[**连氏方论**]

　　素体血虚,复受寒邪所伤,血脉凝滞,运行不畅,四肢失于温养,故手足厥寒。本方即桂枝汤去生姜,倍大枣,加当归、细辛、木通而成。血虚寒凝,故用当归补血和血,温通血脉,为君药;臣以桂枝温通经脉,芍药养血和营;佐以细辛温经散寒,木通通利血脉;使以炙甘草、大枣补脾气而调诸药,且《别录》载甘草能"通经脉,利血气"。合而成为温经散寒,养血通脉之剂。因方中以当归为君药,用以治疗血虚寒凝所致的手足厥寒证,故方名"当归四逆汤"。

暖肝煎
《景岳全书》

　　[**组成**] 当归二三钱(6~9克)　枸杞三钱(9克)　小茴香二钱(6克)　肉桂一二钱(3~6克)　乌药二钱(6克)　沉香一钱(3克)(或木香亦可)　茯苓二钱(6克)

　　[**用法**] 原方水一盅半,加生姜三五片,煎七分,食远温服。

　　现代用法:加生姜三五片,水煎服。

　　[**功效**] 温补肝肾,散寒行气。

　　[**主治**] 肝肾阴寒,小腹疼痛,疝气等证。

　　[**名医方论**]

　　秦伯未《谦斋医学讲稿》:"本方以温肝为主,兼有行气、散寒、利湿作用,主治小腹疼痛和疝气等证。它的组成,以当归、枸杞温补肝脏;肉桂、茴香温经散寒;乌药、沉香温通理气,茯苓利湿通阳。凡肝寒气滞,证状偏在下焦者,均可用此加减。"

[**连氏方论**]

素体肝肾不足，复因阴寒内盛，下焦受寒，厥阴经气失于疏泄。方中当归、枸杞温补肝肾，为君药；小茴香、肉桂温经散寒，为臣药；佐以乌药、沉香温通理气，茯苓淡渗利湿；使以生姜温散水寒之气。本方温补肝肾以治其本，散寒行气以治其标，标本兼顾，以奏暖肝之效，故方名"暖肝煎"。

阳和汤
《外科证治全生集》

[**组成**]熟地一两(30克)　白芥子炒,研,二钱(6克)　鹿角胶三钱(9克)　肉桂去皮,研粉一钱(3克)　姜炭五分(1.5克)　麻黄五分(1.5克)　生甘草一钱(3克)

[**用法**]原方煎服。

现代用法：水煎服。

[**功效**]温阳补血，散寒通滞。

[**主治**]一切阴疽，贴骨疽，流注，鹤膝风等，属于阴寒之证。患处漫肿无头，色白或黯，不红不热，口不渴，舌淡苔白，脉沉细或迟细者。

[**名医方论**]

张秉成《成方便读》："夫痈疽流注之属于阴寒者，人皆知用温散之法矣，然痰凝血滞之证，若正气充足者，自可运行无阻，所谓'邪之所凑，其气必虚'，故其所虚之处，即受邪之处。病因于血分者，仍必从血而求之。故以熟地大补阴血之药为君；恐草木无情，力难充足，又以鹿角胶有形精血之属以赞助之；但既虚且寒，又非平补之性可收速效，再以炮姜之温中散寒，能入血分者，引领熟地、鹿胶直入其地，以成其功；白芥子能祛皮里膜外之痰，桂枝入营，麻黄达卫，共成解散之勋，以宣熟地、鹿角胶之滞；甘草不特协和诸药，且赖其为九土之精英，百毒遇土则化耳。"

[**连氏方论**]

阴疽多由气血虚寒，寒凝痰滞，阻于肌肉、筋骨、血脉之中而成。方中重用熟地滋养精血，《纲目》载其"填骨髓，长肌肉，生精血，补五脏内伤不足，通血脉"，故为君药；鹿角胶助阳补髓，强壮筋骨，《纲目》谓其又治"疮疡肿毒"，为臣药；佐以肉桂补命门之火，消散阴寒，温通血脉，姜炭破阴回阳，以解寒凝，更有少量麻黄发越阳气，开其腠理，使寒凝之毒从外而解，白芥子祛痰散结，治皮里膜外之痰，非此不达。使以生甘草甘以缓之，协和诸药，不使诸辛热之性一发而过,且能解毒。本方虽有熟地、鹿角胶之滋腻,但得姜、桂、麻黄之宣通,则补而不滞;虽有姜、桂、麻黄之辛散,但得大量熟地、鹿角胶之滋补,则宣发而不伤正,相辅相成,其效益彰。全方配伍奇妙,具有温阳补血,宣通血脉,散寒祛痰之功,使阴疽得以消散,犹如阳和一转,寒凝悉解,故方名"阳和汤"。

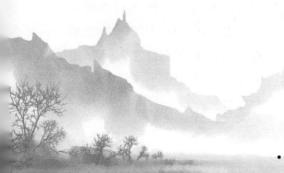

第六章 清热剂

第一节 清气分热

白虎汤
《伤寒论》

[组成] 石膏一斤,碎(50克) 知母六两(18克) 甘草二两,炙(6克) 粳米六合(18克)

[用法] 原方四味,以水一斗,煮米熟汤成,去滓,温服一升,日三服。

现代用法:水煎至米熟汤成,去滓温服。

[功效] 清热生津。

[主治] 阳明经热证,不恶寒但恶热,面赤气粗,口干舌燥,烦渴引饮,大汗出,脉洪大有力或浮滑而数,舌质深红,苔黄而干。

[名医方论]

1. 吴昆《医方考》:"石膏大寒,用之以清胃;知母味厚,用之以生津;大寒之性行,恐伤胃气,故用甘草、粳米以养胃。是方也,惟伤寒内有实热者可用之。若血虚身热,证象白虎,误服白虎者,死无救,又东垣之所以垂戒矣。"

2. 吴谦《医宗金鉴·删补名医方论》引柯琴曰:"阳明邪从热化,故不恶寒而恶热;热蒸外越,故热汗出;热烁胃中,故渴欲饮水;邪盛而实,故脉滑,然犹在经,故兼浮也。盖阳明属胃,外主肌肉,虽内外大热而未实,终非苦寒之味所宜也。石膏辛寒,辛能解肌热,寒能胜胃火,寒能沉内,辛能走外,此味两擅内外之能,故以为君。知母苦润,苦以泻火,润以滋燥,故以为臣。用甘草、粳米调和于中宫,且能土中泻火,作甘稼穑,寒剂得之缓其寒,苦剂得之平其苦,使二味为佐,庶大寒之品无伤损脾胃之虑也。煮汤入胃,输脾归肺,水精四布,大烦大渴可除矣。白虎为西方金神,取以名汤,秋金得令,而炎暑自解矣。"

[连氏方论]

本方证乃外感寒邪，化热入里，或温邪传入气分的实热证。方中石膏辛甘大寒，辛能解肌热，寒能清胃火，功擅清热泻火，除烦止渴，有达热出表之能，故为君药；臣以知母苦寒质润，清泄肺胃之热，且能滋阴润燥，石膏、知母相配，则清热止渴除烦之力尤强。炙甘草、粳米益胃生津，和中泻火，使大寒之品而无损伤脾胃之虑，石膏、知母得甘草、粳米则清热生津之功尤胜。全方药仅四味，但配伍精当，专清阳明气分之热，犹如金风送爽，炎暑自解。白虎为西方金神，故名之曰"白虎汤"。

竹叶石膏汤
《伤寒论》

[组成] 竹叶二把(15克)　石膏一斤(50克)　半夏半升,洗(9克)　人参三两(9克)　甘草二两,炙(6克)　麦门冬一升,去心(18克)　粳米半升(15克)

[用法] 原方七味，以水一斗，煮取六升，去滓，内粳米，煮米熟汤成，去米，温服一升，日三服。

现代用法：水煎服。

[功效] 清热生津，益气和胃。

[主治] 热病，邪热未清，气阴已伤，身热汗出，口干唇燥，烦渴欲饮，虚羸少气，气逆欲吐，脉虚数，舌红少苔者。

[名医方论]

1. 钱潢《伤寒溯源集》："竹叶性寒，而止烦热；石膏入阳明，而清胃热；半夏蠲饮而止呕吐，人参补病后之虚，同麦冬而大添胃中之津液。又恐寒凉损胃，故用甘草和之，而又以粳米助其胃气也。"

2. 王孟英《温热经纬》引徐洄溪曰："此治伤寒解后，虚羸少气之善后方也。盖大病之后，必有留热，治宜清养。后人俱概用峻补，以留其邪，则元气不能骤复，愈补愈虚矣。"

[连氏方论]

邪热未清，热淫于内。本方由白虎汤合麦门冬汤加减而成。方中竹叶、石膏清热除烦，据《本草求真》记载：竹叶"合以石膏同治，则能解除胃热，而不致烦渴不止"，故为君药；臣以人参、麦冬益气养阴，《本经》谓麦冬主"胃络脉绝，羸瘦短气"；佐以半夏和胃降逆止呕，配合大量麦冬，尤有妙用，盖半夏得麦冬则不燥,麦冬得半夏则不腻,于清热养阴,和胃降逆方中用此最宜;使以甘草、粳米益胃和中,且防竹叶、石膏寒凉伤胃。合而用之,清热而兼和胃,补虚而不恋邪,确为清补并行的良方。

栀子豉汤
《伤寒论》

[组成] 栀子十四个,擘(9克) 香豉四合,绵裹(9克)

[用法] 原方二味,以水四升,先煮栀子,得二升半,内豉,煮取一升半,去滓,分为二服,温进一服。得吐者,止后服。

现代用法:水煎服。

[功效] 清热除烦。

[主治] 身热懊侬,虚烦不眠,胸闷胸痛,但按之软而不硬,舌苔微黄者。

[名医方论]

1. 尤在泾《伤寒贯珠集》:"栀子体轻,味苦微寒;豉经蒸罯,可升可降。二味相合,能彻散胸中邪气,为除烦止躁之良剂。"

2. 王旭高《医学刍言》:"温病初起即在阳明,虽一日恶寒,至二日即但热,故开始即以栀豉汤加牛蒡、薄荷、橘皮、桔梗、杏仁等味。夹食加枳实、山楂;二三日不大便,加瓜蒌仁;三四日热重口渴,加连翘、芦、茅根。"

[连氏方论]

外感热病,邪气入里,热扰胸膈。方中栀子苦寒,清热除烦,《别录》谓其"疗心中烦闷";豆豉苦寒,其性轻浮,宣散郁热,《别录》谓其治"伤寒头痛寒热……烦躁满闷"。二药相配,为清宣胸中郁热,治疗虚烦懊侬之良方。

凉膈散
《太平惠民和剂局方》

[组成] 川大黄 朴硝 甘草爁,各二十两(各600克) 山栀子仁 薄荷叶去梗 黄芩各十两(各300克) 连翘二斤半(1 250克)

[用法] 原方为粗末,每二钱,水一盏,入竹叶七片,蜜少许,煎至七分,去滓,食后温服;小儿可服半钱,更随岁数加减服之。得利下,住服。

现代用法:上药共为粗末,每服9~12克,加竹叶3克,蜜少许,水煎服。亦可作汤剂,水煎服,用量按原方比例酌减。

[**功效**] 清热泻火通便。

[**主治**] 上中二焦热邪炽盛,烦躁口渴,面赤唇焦,口舌生疮,胸膈烦热,咽痛吐衄,便秘溲赤,谵语狂妄,及小儿急惊,舌红苔黄,脉滑数者。

[**名医方论**]

汪昂《医方集解》:"此上中二焦泻火药也。热淫于内,治以咸寒,佐以苦甘。故以连翘、黄芩、竹叶、薄荷升散于上,而以大黄、芒硝之猛利推荡其中,使上升下行而膈自清矣。用甘草、生蜜者,病在膈,甘以缓之也。"

[**连氏方论**]

上中二焦热邪炽盛,上焦心火上炎,肺热熏蒸,中焦胃腑燥热上冲。本方重用连翘清热解毒,配合黄芩、山栀清热泻火,薄荷、竹叶发散火郁,共泄热于上;而以大黄、朴硝咸寒攻下,以荡涤于中,配甘草、白蜜既能缓和硝、黄之急下,有利于中焦燥热之荡涤,又能解热毒、润燥结、存胃津,使缓下而不伤正气。全方清热、泻下并用,使火热之邪借阳明为出路,体现了"以下为清"的治疗方法。《素问·至真要大论》说:"热淫于内,治以咸寒,佐以甘苦。"本方咸寒甘苦并用,深合经旨,能使上中二焦邪热上清下泄,则胸膈自清,诸症可解。方名"凉膈",即是此意。

第二节　清营凉血

清营汤
《温病条辨》

[**组成**] 犀角三钱(现用水牛角代30克)　生地五钱(15克)　玄参三钱(9克)　竹叶心一钱(3克)　麦冬三钱(9克)　丹参二钱(6克)　黄连一钱五分(4.5克)　银花三钱(9克)　连翘连心用,二钱(6克)

[**用法**] 原方水八杯,煮取三杯,日三服。

现代用法:水煎服。

[**功效**] 清营解毒,透热养阴。

[**主治**] 温邪初传营分,身热夜甚,烦渴或反不渴,夜寐不安,时有谵语,舌绛而干,脉虚数,或见斑点隐隐者。

[名医方论]

张秉成《成方便读》："夫暑为君火,其气通心,故暑必伤心。然心为君主,义不受邪,所受者,皆包络代之。但心藏神,邪扰则神不宁,故谵语;心主血,热伤血亏,故舌赤;金受火刑,故烦渴。暑为六淫之正邪,温乃时令之乖气,两邪相合,发为暑温。暑邪最易伤心,方中犀角、黄连,皆入心而清火,犀角有轻灵之性,能解乎疫毒;黄连具苦降之质,可清乎温邪,二味为治温之正药。热犯心包,营阴受灼,故以生地、元参滋肾水,麦冬养肺金,而以丹参领之入心,皆得遂其增液救焚之功。连翘、银花、竹叶三味皆能内彻于心,外通于表,辛凉清解,自可神安热退,邪自不留耳。"

[连氏方论]

温邪在气分不解,深入发展可导致热入营分。《素问·至真要大论》说:"热淫于内,治以咸寒,佐以甘苦。"方中犀角(现用水牛角代)咸寒,能入心经,清营解毒,散血中之热,故为君药;热甚必伤阴液,臣以生地、玄参、麦冬甘寒与咸寒并用,养阴增液而清营热;佐以黄连苦寒,清心泻火解毒,丹参苦微寒,清热凉血除烦,银花、连翘并能清热解毒;使以少量竹叶心,辛淡甘寒,善清心热。又银花、连翘、竹叶心性寒质轻,轻清透泄,使入于营分之邪热有外达之机,仍转气分而解。合而用之,共奏清营解毒,透热养阴之效,为治疗热伤营阴之主方。

犀角地黄汤
《备急千金要方》

[组成] 犀角一两(水牛角代30克)　生地黄八两(24克)　芍药三两(9克)　牡丹皮二两(6克)

[用法] 原方四味㕮咀,以水九升,煮取三升,分三服。

现代用法:水煎服。

[功效] 清热养阴,凉血散血。

[主治]

1. 温热之邪深入血分,热甚动血,吐血、衄血、便血、尿血,斑色紫黑,或神昏谵语,舌绛起刺,脉数者。

2. 蓄血留瘀,喜忘如狂,漱水不欲咽,腹不满但自言腹满,大便黑而易解者。

[名医方论]

　　冉雪峰《八法效方举隅》:"此方为解毒清热要方。犀角解毒,生地益阴,芍药滋液,丹皮活血,此为甘寒、苦寒、咸寒合化。后贤于毒甚热炽之证,用之颇多。虽曰清火,而实滋阴;虽曰止血,而实去瘀。学者谓瘀去新生,阴滋火息,乃探本穷源之法。《济生》《准绳》《验方》《尊生》亦均有与此同名之犀角地黄汤,用药各有不同,大抵加大黄、黄连、黄芩、升麻等药,然其用犀角、地黄则一。"

[连氏方论]

　　温热之邪深入血分,迫血妄行。方中犀角咸寒,清热凉血解毒,《纲目》谓其"治吐血、衄血,下血及伤寒蓄血,发狂谵语,发黄发斑……泻肝凉心,清胃解毒",生地甘寒,养阴清热,凉血止血,共为君药;赤芍苦微寒,和营泄热,凉血散血,丹皮辛苦微寒,泻血中伏火,凉血散瘀,共为辅佐药,既能增强犀角、生地凉血之功,又可防止瘀血停滞,使止血而不留瘀。热入血分,耗血动血,不清其热则血不宁,不滋其阴则火不息,不化其瘀则新血不生。本方清热之中兼以养阴,使热清血宁而无耗血之虑;凉血之中兼以散瘀,使血止而无留瘀之弊。药仅四味,但配伍精当,功专效宏。

第三节　清热解毒

黄连解毒汤
《外台秘要》引崔氏方

　　[组成] 黄连三两(9克)　黄芩　黄柏各二两(6克)　栀子十四枚,擘(9克)

　　[用法] 原方四味切,以水六升,煮取二升,分二服。

　　现代用法:水煎服。

　　[功效] 泻火解毒。

　　[主治] 一切火热实证,狂躁烦心,口躁咽干,大热干呕,错语不眠,吐血衄血,甚至发斑,以及外科痈肿疔毒,舌苔黄腻,脉数有力者。

　　[名医方论]

　　汪昂《医方集解》:"三焦积热,邪火妄行,故用黄芩泻肺火于上焦,黄连泻脾火于中焦,黄柏泻肾火于下焦,栀子通泻三焦之火从膀胱出。盖阳盛则阴衰,火盛则水衰,故用大苦大寒之药抑阳而扶阴,泻其亢甚之火而救其欲绝之水也。然非实热不可轻投。"

[连氏方论]

火热炽盛,蕴积而成毒,充斥三焦。是以解毒必须泻火,泻火即所以解毒也。方中重用黄连为君药,大泻心火且泻中焦之火;黄芩泻上焦之火,黄柏泻下焦之火,栀子通泻三焦之火,导热下行,从膀胱而出,共为辅佐药。四药合用,苦寒直折,使火邪去而热毒解,故方名"黄连解毒汤"。

清瘟败毒饮
《疫疹一得》

[组成] 生石膏_{大剂六两至八两　中剂二两至四两　小剂八钱至一两二钱}(24~250克) 小生地_{大剂六钱至一两　中剂三钱至五钱　小剂二钱至四钱}(12~30克) 乌犀角_{大剂六钱至八钱　中剂三钱至五钱　小剂二钱至四钱}(水牛角代,30~60克) 真川连_{大剂四钱至六钱　中剂二钱至四钱　小剂一钱至一钱半}(3~18克) 栀子(9克) 桔梗(6克) 黄芩(9克) 知母(9克) 赤芍(9克) 玄参(15克) 连翘(9克) 甘草(6克) 丹皮(9克) 鲜竹叶(15克)

[以上十味,原书未著剂量]

[用法] 原方先煮石膏数十沸,后下诸药,犀角磨汁和服。

现代用法:水煎服。

[功效] 清气凉血,泻火解毒。

[主治] 瘟疫热毒,气血两燔,头痛如劈,狂躁烦心,口干咽痛,大热干呕,错语不眠,吐血衄血,热甚发斑,舌刺唇焦,脉沉伏或沉细而数,或沉而数,或浮大而数者。

[名医方论]

余霖《疫疹一得》:"盖斑疹虽出于胃,亦诸经之火有以助之,重用石膏直入胃经,使其敷布于十二经,退其淫热;佐以黄连、犀角、黄芩泄心肺火于上焦,丹皮、栀子、赤芍泄肝经之火,连翘、元参解散浮游之火,生地、知母抑阳扶阴,泄其亢甚之火而救欲绝之水,桔梗、竹叶载药上行;使以甘草和胃。此大寒解毒之剂,重用石膏,则甚者先平,而诸经之火自无不安矣。"

[连氏方论]

瘟疫系感受疫疠邪气所致的具有强烈传染性的温病。本方系由白虎汤、犀角地黄汤、黄连解毒汤三方加减而成。气血两燔,热毒充斥,非大剂清凉莫救。方中重用石膏为君药,直清胃热,盖胃为水谷之海,气血生化之源,十二经脉之气皆来源于胃,阳明又为多气多血之经,阳明胃热得清则十二经之火自消,淫热自退;配合犀角(水牛角)、黄连、黄芩清上焦心肺之火,丹皮、栀子、赤芍清肝经之火,生地、知母清热救阴,共为臣药;更加连翘清热解毒,玄参养阴解毒,竹叶清心除烦,桔梗载药上行,共为佐药;甘草解热毒,调诸药而和胃气,为使药。诸药合用,共奏清气凉血、泻火解毒之功。因本方专治瘟疫热毒,故名曰"清瘟败毒饮"。

普济消毒饮子
《东垣试效方》

[**组成**] 黄芩 黄连各五两(各15克) 橘红 玄参 生甘草各二钱(各6克) 连翘 鼠粘子 板蓝根 马勃 薄荷各一钱(各3克) 白僵蚕炒 升麻各七分(各2克) 柴胡 桔梗各二钱(各6克)[一方无薄荷,有人参三钱]

[**用法**] 原方共为细末,半用汤调,时时服之;半蜜为丸,噙化之。
现代用法:水煎服,用量按原方比例酌情增减。

[**功效**] 清热解毒,疏风散邪。

[**主治**] 大头瘟,初起恶寒发热,肢体沉重,继则头面红肿,目不能开,咽喉不利,口渴舌燥,苔黄,脉浮数有力。

[**名医方论**]

李东垣《东垣试效方》:"时毒治验。泰和二年,先师以进纳监济源税。时四月,民多疫疠,初觉憎寒体重,次传头面肿盛,目不能开,上喘,咽喉不利,舌干口燥。俗云'大头天行'。亲戚不相访问,如染之,多不救。张县丞侄亦得此病,至五六日,医以承气加蓝根下之,稍缓。翌日其病如故,下之又缓,终莫能愈,渐至危笃。或曰:李明之存心于医,可请治之。遂命诊视,具说其由。先师曰:'夫身半已上,天之气也;身半已下,地之气也。此邪热客于心肺之间,上攻头目,而为肿盛。以承气下之,泻胃中之实热,是诛罚无过,殊不知适其所至为故'。遂处方:用黄芩、黄连味苦寒,泻心肺间热,以为君;橘红苦平,玄参苦寒,生甘草甘寒,泻火补气,以为臣;连翘、鼠粘子、薄荷叶苦辛平,板蓝根味苦寒,马勃、白僵蚕味苦平,散肿消毒定喘,以为佐;新升麻、柴胡苦平,行少阳、阳明二经不得伸,桔梗味辛温,为舟楫,不令下行。共为细末,半用汤调,时时服之。半蜜为丸,噙化之。服尽良愈。因叹曰:'往者不可追,来者犹可及',凡他所有病者,皆书方以贴之,全活甚众。时人皆曰;'此方天人所制',遂刊于石,以传永久。"

[连氏方论]

大头瘟,又名大头天行,乃感受风热疫毒之邪,壅于上焦,攻冲头面所致。方中重用黄芩、黄连清泄上焦热毒,为君药;玄参养阴生津,泻火解毒,软坚散结,橘红理气化痰,生甘草泻火解毒,共为臣药;连翘、板蓝根、马勃清热解毒,其中连翘并能散结消肿,马勃且能清利咽喉,鼠粘子、薄荷、僵蚕疏散风热,其中鼠粘子、僵蚕又可清利咽喉,散结消肿,以上均为佐药;升麻、柴胡升举清阳,疏散风热,桔梗清利咽喉,载药上行,共为使药。全方有清有散,有降有升,共奏清热解毒,疏风散邪之效。大头瘟流行之时,用本方时时服之,能够普遍救济,消散温毒,故名之曰"普济消毒饮子"。

仙方活命饮
《校注妇人良方》

[组成] 白芷　贝母　防风　赤芍药　当归尾　甘草节　皂角刺炒　穿山甲炙　天花粉　乳香　没药各一钱(各3克)　金银花　陈皮各三钱(各9克)

[用法] 原方用酒一大碗,煎五七沸服。

现代用法:水煎服,或水、酒各半煎。

[功效] 清热解毒,消肿溃坚,活血止痛。

[主治] 疮疡肿毒初起,红肿焮痛,身热恶寒,苔薄白或微黄,脉数有力,属阳证者。

[名医方论]

罗美《古今名医方论》罗东逸曰"此疡门开手攻毒之第一方也。《经》云:'营气不从,逆于肉理'。故痈疽之发,未有不从营气之郁滞,因而血结痰滞,蕴崇热毒为患。治之之法,妙在通经之结,行血之滞,佐之以豁痰理气解毒。是方穿山甲以攻坚,皂刺必达毒所,白芷、防风、陈皮通经理气而疏其滞,乳香定痛和血,没药破血散结,赤芍、归尾以驱血热而行之,以破其结。佐以贝母、花粉、金银花、甘草,一以豁痰解郁,一以散毒和血,其为溃坚止痛宜矣。然是方为营卫尚强,中气不亏者设。若脾胃素弱,营卫不调,则有托里消毒散之法,必须斟酌而用。"

[连氏方论]

疮疡肿毒,多由热毒壅结,气血壅滞而成。方中重用金银花清热解毒,消散疮痈,乃痈疽圣药,《本草纲目》谓其"治诸肿毒,痈疽……散热解毒",故为君药;防风、白芷祛风消肿,归尾、赤芍活血通络,乳香、没药散瘀止痛,陈皮理气化滞,共为臣药;贝母、花粉清热化痰,散结消肿,甘草节泻火解毒,散痈消肿,共为佐药;穿山甲、皂角刺消肿溃坚,性专行散,直达病所,酒能活血通络以行药势,共为使药。合而用之,共奏清热解毒,消肿溃坚,活血止痛之效。

五味消毒饮
《医宗金鉴》

[**组成**] 金银花三钱(20克)　野菊花　蒲公英　紫花地丁　紫背天葵子各一钱二分(各9克)

[**用法**] 原方水二盅,煎八分,加无灰酒半盅,再滚二三沸时热服,渣如法再煎服,被盖出汗为度。

现代用法:水煎,加酒一二匙和服。

[**功效**] 清热解毒消肿。

[**主治**] 各种疔毒,局部红肿热痛,初起如粟,坚硬根深如钉状,舌红苔黄,脉数有力者。

[**名医方论**]

岳美中《岳美中医案集》:"本方取金银花寒能解毒,甘不伤胃,为主药,以宣通气血,疏散毒热;蒲公英、地丁消痈毒,散结热为佐;野小菊、天葵根凉血散瘀为使。"

[**连氏方论**]

《素问·生气通天论》说:"高粱之变,足生大丁。"疔毒多由感受温热火毒以及恣食膏粱厚味,内生积热,气血壅滞而成。方中重用金银花清热解毒,凉血消肿,为君药;野菊花、紫背天葵善消疔毒,蒲公英、紫花地丁清热解毒消肿,共为辅佐药;少量黄酒助药势,行血脉,为使药。本方五味药皆以清热解毒见长,故方名"五味消毒饮"。

第四节　清脏腑热

泻心汤
《金匮要略》

[**组成**] 大黄二两(6克)　黄连一两(3克)　黄芩一两(9克)

[**用法**] 原方三味,以水三升,煮取一升,顿服之。

现代用法:水煎服。

[**功效**] 泻火泄热。

[**主治**] 心胃火热内炽,迫血妄行,吐血衄血,便秘溲赤,舌苔黄腻,脉数有力。亦治三焦积热,目赤肿痛,口唇生疮及外科痈肿等证。

[**名医方论**]

尤在泾《金匮要略心典》:"心气不足者,心中之阴气不足也,阴不足则阳独胜,血为热迫而妄行不止矣。大黄、黄连、黄芩泻其心之热而血自宁。"

[**连氏方论**]

心胃积热,邪火内炽,热伤阳络,迫血妄行。方中重用大黄为君药,取其泻火泄热,苦降行瘀,唐容川谓"大黄一味,能推陈致新……既速下降之势,又无遗留之邪";辅佐黄连、黄芩泻火清热,配合大黄,使火降热清则血自宁,不止血而血自止。本方止血而无留瘀之弊,故为治疗血热吐衄之良方。

导赤散
《小儿药证直诀》

[**组成**] 生地黄　木通　生甘草梢各等分(各6克)

[**用法**] 原方为末,每服三钱,水一盏,入竹叶同煎至五分,食后温服。

现代用法:加入竹叶适量,水煎服,用量按原方比例酌情增减。

[**功效**] 清心利水。

[**主治**] 心经有热,面赤烦躁,口渴意欲饮冷,口糜舌疮,或心热移于小肠,小便赤涩刺痛,舌尖红,脉数者。

[名医方论]

1. 吴昆《医方考》:"心热小便黄赤,此方主之。心与小肠为表里,故心热则小肠亦热,而令便赤。是方也,生地黄可以凉心,甘草梢可以泻热,佐之以木通,则直走小肠膀胱矣。名曰导赤者,导其丙丁之赤,由溺而泄也。"

2. 吴谦《医宗金鉴·删补名医方论》:"赤色属心,导赤者,导心经之热从小肠而出,以心与小肠为表里也。然所见口糜舌疮,小便黄赤,茎中作痛,热淋不利等证,皆心移热于小肠之证。故不用黄连直泻其心,而用生地滋肾凉心,木通通利小肠,佐以甘草梢,取易泻最下之热,茎中之痛可除,心经之热可导也。此则水虚火不实者宜之,以利水而不伤阴,泻火而不伐胃也。若心经实热,须加黄连、竹叶,甚者更加大黄,亦釜底抽薪之法也。"

[连氏方论]

心经有热,火炎于上;又心与小肠相为表里,心热往往移于小肠。方中生地甘苦寒,清热凉血养阴,既能清心热、凉心血,又能养心阴、滋肾水,使肾水上济心火,则心热自清,故为君药;臣以木通苦寒,降火利水,引心经之热从小肠而出,配伍生地,则利水而不伤阴;佐以竹叶辛淡甘寒,清心利水,且能除烦;甘草梢清热泻火并能达下缓急止痛,为使药。四药相合,清心而兼养阴,利水而能导热。赤色属心,本方能引导心与小肠之热从小便而去,故方名"导赤散"。

龙胆泻肝汤
《医方集解》

[组成]龙胆草酒炒(6克)　黄芩炒(6克)　栀子酒炒(9克)　泽泻(9克)　木通(6克)　车前子(9克)　当归酒洗(9克)　生地黄酒炒(12克)　柴胡(4.5克)　甘草生用(3克)[原书未著剂量]

[用法]原方未著用法。

现代用法:水煎服。或作丸剂,日服两次,每服6克,温开水送下。

[功效]泻肝火,清湿热。

[主治]

1. 肝胆实火,胁痛头痛,口苦目赤,耳聋耳肿。

2. 肝经湿热下注,小便淋浊,阴痒阴肿,筋痿阴湿,赤白带下,舌边红苔黄腻,脉弦数有力。

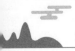

[名医方论]

吴谦《医宗金鉴·删补名医方论》："胁痛口苦,耳聋耳肿,乃胆经之为病也。筋痿阴湿,热痒阴肿,白浊溲血,乃肝经之为病也。故用龙胆草泻肝胆之火,以柴胡为肝使,以甘草肝缓急,佐以芩、栀、通、泽、车前辈大利前阴,使诸湿热有所从出也。然皆泻肝之品,若使病尽去,恐肝亦伤矣,故又加当归、生地补血以养肝。盖肝为藏血之脏,补血即所以补肝也。而妙在泻肝之剂,反作补肝之药,寓有战胜抚绥之义矣。"

[连氏方论]

方中龙胆草大苦大寒,专泻肝胆实火,除下焦湿热,为君药;黄芩、山栀苦寒泻火,清热燥湿,助龙胆草泻肝火清湿热,共为臣药;佐以泽泻、木通、车前子清利湿热,使实火湿热俱从小便而去,肝为藏血之藏,肝火炽盛易伤阴血,加之苦燥清利,泻之过甚,亦耗阴血,故用当归、生地滋养肝血,使邪去而正不伤;使以柴胡条达肝气,且为肝胆引经之药,甘草调和诸药,使诸苦寒之品不致伤胃。本方配伍之妙在于寓补于泻,既能泻肝火清湿热,又使泻火利湿之品不致苦燥耗伤阴血,诚良方也。

左金丸（又名回令丸）
《丹溪心法》

[组成] 黄连六两(180克) 吴茱萸一两(30克)

[用法] 原方为末,水丸或蒸饼为丸,白汤下五十丸。

现代用法:为末,水泛为丸,每服 2~3 克,温开水送服。亦可作汤剂,水煎服,用量按原方比例酌定。

[功效] 清肝泻火,降逆止呕。

[主治] 肝火犯胃,胁肋作痛,脘痞嗳气,吞酸吐酸,口苦,舌边红苔黄,脉弦数者。

[名医方论]

吴谦《医宗金鉴·删补名医方论》引胡天锡曰:"此泻肝火之正剂。肝之治有数种:水衰而木无以生,地黄丸,乙癸同源是也;土衰而木无以植,参苓甘草剂,缓肝培土是也;本经血虚有火,用逍遥散清火;血虚无水,用四物汤养阴。至于补火之法,亦下同乎肾;而泻火之治,则上类乎心。左金丸独用黄连为君,从实则泻子之法,以直折其上炎之势;吴茱萸从类相求,引热下行,并以辛燥开其肝郁,惩其扦格,故以为佐。然必本气实而土不虚者,庶可相宜。"

[**连氏方论**]

本方为清肝泻火之正剂。方中重用黄连大苦大寒,入心泻火,心为肝之子,心火清则肝火自平,乃"实则泻子"之法,故为君药;少佐吴茱萸大辛大热,疏肝开郁,降逆止呕,且制黄连苦寒之性,以免损伤胃气,又防黄连苦寒直折而产生火盛格拒的反应。吴茱萸仅用黄连的六分之一,故对清肝泻火并无妨害,且成反佐之功。二药合用,一寒一热,相反相成,共奏清肝泻火,降逆止呕之效。本方重用黄连以清火,使火不克金,金能制木,则肝木平矣。佐金以制木,此"左金"所以得名也。

清胃散
《兰室秘藏》

[**组成**] 当归身(6克) 黄连如连不好,更加二分,夏月倍之(4.5克) 生地黄酒制,以上三分(12克) 牡丹皮五分(9克) 升麻一钱(6克)

[**用法**] 原方为细末,都作一服,水一盏半,煎至一盏,去滓,带冷服之。
现代用法:水煎服。

[**功效**] 清胃泻火凉血。

[**主治**] 胃中积热上冲,上下牙痛,牵引头脑,满面发热,其齿喜冷恶热,或牙龈溃烂,或牙宣出血,或唇口颊腮肿痛,口气热臭,口干舌燥,舌红苔黄,脉滑大而数者。

[**名医方论**]

1. 吴昆《医方考》:"牙痛责胃热,肿责血热,痛责心热。升麻能清胃,黄连能泻心,丹皮、生地能凉血,乃当归者,所以益阴,使阳不得独亢尔。"

2. 汪昂《医方集解》:"此足阳明药也。黄连泻心火,亦泻脾火,脾为心子,而与胃相表里者也。当归和血,生地、丹皮凉血,以养阴而退阳也……升麻升阳明之清阳,清升热降,则肿消而痛止矣。"

[**连氏方论**]

《灵枢·经脉》说"胃足阳明之脉……下循鼻外,入上齿中,还出挟口,环唇,下交承浆,却循颐后下廉,出大迎,循颊车,上耳前,过客主人,循发际,至额颅""大肠手阳明之脉……贯颊,入下齿中"。胃热炽盛,则循经上冲。方中黄连苦寒,泻火清热,为君药;生地、丹皮凉血清热,为臣药;阳明为多气多血之

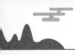

经,故佐以当归身滋养阴血而退阳热;使以升麻,既为阳明引经药,又善解阳明热毒,升胃家清阳,清升则热降,热降则肿消而痛止。诸药合用,共奏清胃泻火凉血之功。

玉女煎
《景岳全书》

[**组成**] 石膏三五钱(9~15克)　熟地三五钱或一两(9~30克)　麦冬二钱(6克)　知母　牛膝各钱半(各4.5克)

[**用法**] 原方水一盅半,煎七分,温服或冷服。

现代用法:水煎服。

[**功效**] 清胃热、滋肾阴。

[**主治**] 少阴不足,阳明有余,烦热口渴,头痛,牙疼,吐衄失血,脉浮洪滑大,重按则现虚象,舌质红绛,苔黄而干。

[**名医方论**]

张秉成《成方便读》:"夫人之真阴充足,水火均平,决不致有火盛之病。若肺肾真阴不足,不能濡润于胃,胃汁干枯,一受火邪,则燎原之势而为似白虎之证矣。方中熟地、牛膝以滋肾水,麦冬以保肺金,知母上益肺阴,下滋肾水,能制阳明独胜之火。石膏甘寒质重,独入阳明,清胃中有余之热。虽然理虽如此,而其中熟地一味,若胃火炽盛者,尤宜酌用之。即虚火一证,亦宜改用生地为是。"

[**连氏方论**]

阳明胃热伤津,少阴阴虚液耗。方中石膏辛甘大寒,清阳明胃火之有余,熟地甘温,滋少阴肾水之不足,共为君药;知母苦寒质润,既助石膏清胃泻火,无苦燥伤津之虑,且能滋肾养阴,麦冬甘寒,养肺胃之阴,与熟地同用,取金水相生之意,使水足则火自平,均为辅佐药;牛膝苦酸而平,补益肾阴,且能引血下行,以降炎上之火,使血不上溢,为使药。诸药合用,共奏清热壮水之效。

苇茎汤
《备急千金要方》

[**组成**] 苇茎切,二升,以水二斗,煮取五升,去滓(30~60克)　薏苡仁半升(15~30克)

瓜瓣半升(15~30克)　桃仁三十枚(9克)

[**用法**] 原方四味㕮咀,内苇汁中,煮取二升,服一升。当有所见,吐脓血。

现代用法:水煎服。

[**功效**] 清肺化痰,逐瘀排脓。

[**主治**] 肺痈,咳有微热,甚则咳吐臭痰脓血,胸中隐隐作痛,口干咽燥而不渴饮,烦满,胸中甲错,脉滑数,苔黄腻。

[**名医方论**]

张秉成《成方便读》:"痈者,壅也,犹土地之壅而不通也。是以肺痈之证,皆由痰血火邪互结肺中,久而成脓所致。桃仁、甜瓜子皆润降之品,一则行其瘀,一则化其浊;苇茎退热而清上;苡仁除湿而下行。方虽平淡,其散结通瘀化痰除热之力实无所遗,以病在上焦,不欲以重浊之药重伤其下也。"

[**连氏方论**]

风热外袭(或风寒郁而化热),痰热内结,内外合邪,熏蒸于肺,以致痰热瘀血互结肺中,蕴酿而成肺痈。方中苇茎即芦苇的嫩茎,性味甘寒,清肺泄热,除烦止渴,为治肺痈君药,用量宜大;臣以薏苡仁甘淡微寒,清热利湿,化痰排脓,瓜瓣即冬瓜子,甘寒清热,滑痰排脓,亦为内痈要药;佐以桃仁苦甘而平,润肺止咳,逐瘀行滞。药仅四味,方虽平淡,然其清热化痰、逐瘀排脓之效甚伟。

泻白散
《小儿药证直诀》

[**组成**] 地骨皮　桑白皮炒,各一两(各30克)　甘草炙,一钱(3克)[周学海复刻本曰"聚珍本甘草作半两"]

[**用法**] 原方锉散,入粳米一撮,水二小盏,煎七分,食前服。

现代用法:入粳米一撮,水煎服,用量按原方比例酌情增减。

[**功效**] 泻肺清热,止咳平喘。

[**主治**] 肺热咳嗽,甚则气喘,皮肤蒸热,日晡尤甚,舌红苔黄,脉细数。

[**名医方论**]

1. 吴谦《医宗金鉴·删补名医方论》引季楚重曰:"经云:'肺苦气上逆'。上逆则上焦郁热,气郁生涎,火郁生热,因而制节不行,壅甚为喘满肿嗽。白者,肺之色;泻白,泻肺气之有余也。君以桑白皮,质液而味辛,液以润燥,辛以泻肺。臣以地骨皮,质轻而性寒,轻以去实,寒以胜热。甘草生用泻火,佐桑皮、

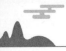

地骨皮泻诸肺实,使金清气肃而喘嗽可平,较之黄芩、知母苦寒伤胃者远矣。夫火热伤气,救肺之治有三:实热伤肺,用白虎汤以治其标;虚火刑金,用生脉散以治其本;若夫正气不伤,郁火又甚,则泻白散之清肺调中,标本兼治,又补二方之不及也。"

2. 费伯雄《医方论》:"肺金有火,则清肃之令不能下行,故洒渐寒热而咳嗽喘急。泻肺火而补脾胃,则又顾母之法也。"

[连氏方论]

肺主气,宜清肃下降。方中桑白皮甘寒,泻肺清热,止咳平喘,为君药;地骨皮甘淡寒,助君药泻肺中伏火,善于退热,为臣药;甘草润肺止咳,养胃和中,粳米补益脾肺之气,且防桑白皮、地骨皮寒凉伤胃之弊,共为佐使药。四药合用,泻肺清热,止咳平喘而不伤正,故对肺有伏火,正气不太伤者,用之较为适合。方名"泻白",乃取肺色白,本方能泻肺中伏热之意。

芍药汤
《素问病机气宜保命集》

[组成] 芍药一两(15克)　当归　黄连各半两(各9克)　槟榔　木香　甘草炒,各二钱(各6克)　大黄三钱(6克)　黄芩半两(9克)　官桂二钱半(1.5克)

[用法] 原方㕮咀,每服半两,水二盏,煎至一盏,食后温服。清如血痢,则渐加大黄;如汗后脏毒,加黄柏半两,依前服。

现代用法:水煎服。

[功效] 行血调气,清热解毒。

[主治] 湿热痢,腹痛便脓血,赤白相兼,里急后重,肛门灼热,脉滑数,苔黄腻。

[名医方论]

1. 汪昂《医方集解》:"此足太阴手足阳明药也。芍药酸寒,泻肝火,敛阴气,和营卫,故以为君;大黄、归尾破积而行血,木香、槟榔通滞而行气,黄芩、黄连燥湿而清热。盖下痢由湿热郁积于肠胃,不得宣通,故大便重急,小便赤涩也。辛以散之,苦以燥之,寒以清之,甘以调之,加肉桂者,假其辛热以为反佐也。"

2. 陈修园《时方歌括》:"此方原无深义,不过以行血则便脓自愈,调气则后重自除立法。方中当归、白芍以调血,木香、槟榔以调气,芩、连燥湿而清热,甘草调中而和药,又用肉桂之温,是反佐法,芩、连必有所制而不偏也;或加大黄之勇,是通滞法,实痛必大下之而后已也。"

[连氏方论]

本方证乃由湿热疫毒之邪蕴蓄肠中所致。方中重用芍药和血而止腹痛,《本经》谓其"主邪气腹痛",《纲目》谓其"主下痢腹痛后重",故为君药;臣以当归行血,合芍药以和营,能治下痢腹痛,黄芩、黄连清热燥湿,并能解毒;佐以木香、槟榔调气导滞,大黄清湿热,破积而行血;反佐肉桂少许,取其辛温行血,且防大量苦寒伤胃之弊;使以甘草缓急止痛,调和诸药。又芍药得甘草,善止腹痛;大黄与木香、槟榔同用,增强破积导滞之功,乃"通因通用"之法;且大黄得肉桂,行血之力更著,肉桂得大黄,则无辛热助火之虑。河间云:"行血则便脓自愈,调气则后重自除",此方是也。

葛根黄芩黄连汤
《伤寒论》

[组成] 葛根半斤(15克)　甘草二两,炙(6克)　黄芩三两(9克)　黄连三两(9克)

[用法] 原方四味,以水八升,先煮葛根,减二升,内诸药,煮取二升,去滓,分温再服。

现代用法:水煎服。

[功效] 清里解表。

[主治] 外感表证未解,热邪入里,身热下利,胸脘烦热,口中作渴,喘而汗出,舌红苔黄,脉数或促者。

[名医方论]

1. 尤在泾《伤寒贯珠集》:"邪陷于里者十之七.而留于表者十之三,其病为表里并受之病,故其法亦宜表里两解之法……葛根解肌于表,芩、连清热于里,甘草则合表里而并和之耳。盖风邪初中,病为在表,一入于里,则变为热矣。故治表者,必以葛根之辛凉;治里者,必以芩、连之苦寒也。"

2. 吴谦《医宗金鉴·订正仲景全书金匮要略注》引柯琴曰:"桂枝证本脉缓,误下后而反促,阳气内盛,邪蒸于外,故汗出也;热暴于内,火逆上冲,故为喘也;暴注下迫,故为利也。故君清轻升发之葛根,以解肌而止利;佐苦寒清肃之芩连,以止汗而定喘;又加甘草以和中。先煮葛根,后内诸药,解肌之力纯,而清中之气锐,又与补中逐邪者殊法矣。"(连按:补中逐邪法指桂枝人参汤方)

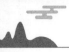

3. 徐灵胎《伤寒类方》："因表未解,故用葛根,因喘而利,故用芩连之苦,以泄之坚之,芩、连、甘草,为治痢之主药。"

［连氏方论］

方中重用葛根为君药,既能外解肌表之邪,又能升发脾胃清阳之气而止泻利;辅佐黄芩、黄连清泄里热,厚肠止利;使以甘草甘缓和中,协调诸药,共成清里解表之剂。原方先煮葛根,后纳诸药,则解肌之力缓而清里之力强,乃三表七里之治也。

白头翁汤
《伤寒论》

［组成］ 白头翁二两(12克)　黄柏　黄连　秦皮各三两(各9克)

［用法］ 原方四味,以水七升,煮取二升,去滓,温服一升,不愈,更服一升。现代用法:水煎服。

［功效］ 清热解毒,凉血止痢。

［主治］ 热利下重,渴欲饮水,腹痛便脓血,肛门灼热,舌红苔黄,脉弦数。

［名医方论］

吴谦《医宗金鉴·删补名医方论》："三阴俱有下利证,自利不渴者,属太阴也;自利而渴者,属少阴也。惟厥阴下利属于寒者,厥而不渴,下利清谷;属于热者,消渴下利,下重便脓血也。此热利下重,乃火郁湿蒸,秽气奔逼广肠魄门,重滞而难出,《内经》云'暴注下迫'者是也。君白头翁寒而苦辛,臣以秦皮寒而苦涩,寒能胜热,苦能燥湿,辛以散火之郁,涩以收下重之利也。佐黄连清上焦之火,则渴可止;使黄柏泻下焦之热,则利自除也。治厥阴热利有二,初利用此方之苦以泻火,以苦燥之,以辛散之,以涩固之,是谓以寒治热之法;久利则用乌梅丸之酸以收火,佐以苦寒,杂以温补,是谓逆之从之,随所利而行之,调其气使之平也。"

［连氏方论］

《伤寒论·厥阴篇》说:"热利下重者,白头翁汤主之。"又说:"下利欲饮水者,以有热故也,白头翁汤主之。"方中白头翁苦寒,清热解毒,凉血止痢,《别录》谓其"止毒利",为治疗热毒赤痢之君药;黄连、黄柏苦寒,清热燥湿治痢,秦皮苦寒而涩,清热燥湿,断下止痢,均为辅佐药。四药合用,具有清热解毒,凉血止痢之效。

第五节 清热祛暑

六一散（原名益元散）
《伤寒直格》

[**组成**] 滑石六两,白腻好者(180克)　甘草一两(30克)

[**用法**] 原方为细末,每服三钱,蜜少许,温水调下,或无蜜亦可,每日三服,或饮冷饮者,新井泉调下亦得。

现代用法:为细末,每服 9~15 克,温开水调服,或布包入汤剂煎服。

[**功效**] 清暑利湿。

[**主治**] 感受暑湿,身热心烦口渴,小便不利或呕吐泄泻,苔黄腻。亦治膀胱湿热,小便赤涩,癃闭淋痛,以及砂淋等。

[**名医方论**]

1. 吴昆《医方考》:"中暑身热烦渴,小便不利者,此方主之。身热口渴,阳明证也;小便不利,膀胱证也。暑为热邪,阳受之则入六府,故见证若此。滑石性寒而淡,寒则能清六府,淡则能利膀胱;入甘草者,恐石性太寒,损坏中气,用以和中耳。经曰:治温以清,凉而行之,故用冷水调服。是方也,简易而效捷,暑途用之,诚为至便,但于老弱阴虚之人,不堪与也,此虚实之辨,明者详之,否则蹈虚虚之戒,恶乎不慎!"

2. 张秉成《成方便读》:"六一散治伤暑感冒,表里俱热,烦躁口渴,小便不通,一切泻痢淋浊等证属于热者。此解肌行水,而为却暑之剂也。滑石气清能解肌,质重能清降,寒能胜热,滑能通窍,淡能利水;加甘草者,和其中以缓滑石之寒滑,庶滑石之功,得以彻表彻里,使邪去而正不伤,故能治如上诸证耳。"

[**连氏方论**]

暑为阳热之邪,暑气通于心。方中重用滑石甘淡而寒,质重体滑,其淡能利湿,寒能清热,重能下降,滑能利窍,功擅清暑利湿通淋,《本经》谓其"主身热泄澼,女子乳难,癃闭,利小便",故为君药;少量甘草和其中气,且以缓和滑石寒滑之性,使邪去而正不伤,为佐使药。二药配合,清暑利湿,使内蕴之暑湿从小便排泄,则热可退,渴可解,利可止。《明医杂著》所谓"治暑之法,清心利小便最好",正合本方立方之意,亦为暑病夹湿的治疗大法。本方以滑石六两、甘草一两,作散剂服,故名"六一散"。亦寓"天一生水,地六成之"之义。

清暑益气汤
《温热经纬》

[组成] 西洋参(4.5克) 石斛(12克) 麦冬(9克) 黄连(3克) 竹叶(9克) 荷梗(12克) 知母(6克) 甘草(3克) 粳米(15克) 西瓜翠衣(30克) [原方未著分量]

[用法] 原方未著用法。

现代用法:水煎服。

[功效] 清暑益气,养阴生津。

[主治] 感受暑热,气津两伤,身热汗多,心烦口渴,四肢困倦,精神不振,脉虚数。

[名医方论]

南京中医学院《中医方剂学讲义》:"方中黄连、竹叶、荷梗、西瓜翠衣清热解暑,西洋参、麦冬、石斛、知母、粳米、甘草益气生津,合而用之,具有清暑热、益元气之功,方名清暑益气汤,即本于此。"

[连氏方论]

暑为阳邪,最易耗气伤津。方中西洋参苦甘凉,益气生津,为君药;石斛、麦冬甘寒生津,养阴清热,为臣药;黄连苦寒,竹叶辛淡甘寒,均能清心除烦,荷梗苦平,清热解暑,通气宽胸,知母苦寒质润,滋阴清热,西瓜翠衣甘寒,清热涤暑,以上均为佐药;甘草、粳米益胃和中,为使药。诸药合用,共奏清暑益气、养阴生津之效,故方名"清暑益气汤"。

第六节 清 虚 热

青蒿鳖甲汤
《温病条辨》

[组成] 青蒿二钱(6克) 鳖甲五钱(15克) 细生地四钱(12克) 知母二钱(6克) 丹皮三钱(9克)

[用法] 原方水五杯,煮取二杯,日再服。

现代用法:水煎服。

[功效] 养阴透热。

[主治] 温病后期,阴液已伤,邪热未尽,深伏阴分,证见夜热早凉,热退无汗,能食形瘦,舌红少苔,脉细数者。

[名医方论]

吴瑭《温病条辨》:"邪气深伏阴分,混处气血之中,不能纯用养阴,又非壮火,更不得任用苦燥。故以鳖甲蠕动之物,入肝经至阴之分,既能养阴,又能入络搜邪;以青蒿芳香透络,从少阳领邪外出;细生地清阴络之热;丹皮泻血中之伏火;知母者,知病之母也,佐鳖甲、青蒿而成搜剔之功焉。再此方有先入后出之妙,青蒿不能直入阴分,有鳖甲领之入也;鳖甲不能独出阳分,有青蒿领之出也。"

[连氏方论]

人体卫阳之气,日行于表而夜入于里。温病后期,阴液已伤,邪热未尽,深伏阴分,至夜则阳气入阴,助长邪热。方中鳖甲咸寒,直入阴分,养阴清热,青蒿芳香苦寒,清热凉血,透邪外出,共为君药;细生地、知母助鳖甲养阴清热,丹皮助青蒿透泄阴分伏热,共为辅佐药。吴鞠通认为"此方有先入后出之妙,青蒿不能直入阴分,有鳖甲领之入也;鳖甲不能独出阳分,有青蒿领之出也",故青蒿、鳖甲兼有引经使药的作用。诸药相合,滋中有清,清中能透,养阴而不留邪,祛邪而不伤正,为邪少虚多者设,是养阴透热,清除阴分余邪的良方。

清骨散
《证治准绳》

[组成] 银柴胡一钱五分(4.5克) 胡黄连 秦艽 鳖甲醋炙 地骨皮 青蒿 知母各一钱(各3克) 甘草五分(1.5克)

[用法] 原方水二盅,煎八分,食远服。

现代用法:水煎服。

[功效] 清虚热,退骨蒸。

[主治] 阴虚骨蒸劳热,唇红颧赤,形瘦盗汗,舌红少苔,脉细数。

[名医方论]

汪昂《医方集解》:"此足少阳厥阴药也。地骨皮、黄连、知母之苦寒,能除阴分之热而平之于内,柴胡、青蒿、秦艽之辛寒,能除肝胆之热而散之于表,鳖

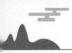

阴类而甲属骨,能引诸药入骨而补阴,甘草甘平,能和诸药而退虚热也。"

[连氏方论]

本方证乃肝肾阴亏,虚火内扰所致。方中重用银柴胡清虚热退骨蒸,而无苦泄升散之弊,《本草经疏》谓其"专用治劳热骨蒸",故为君药;地骨皮、胡黄连、知母能除阴分之热,从内而清,青蒿、秦艽能除肝胆之热,从外而散,鳖甲滋阴清热,又能引药入里,以退骨蒸,共为辅佐药;少量甘草调和诸药,以免苦寒之品损伤胃气,为使药。本方集清热退蒸之品而用之,侧重于清,故方以"清骨"名之。

第七章　开窍剂

第一节　凉　开

安宫牛黄丸
《温病条辨》

[**组成**] 牛黄　郁金　犀角　黄连　朱砂　山栀　雄黄　黄芩各一两（各30克）　梅片　麝香各二钱五分（各7.5克）　真珠五钱（15克）　金箔衣

[**用法**] 原方为极细末，炼老蜜为丸，每丸一钱，金箔为衣，蜡护。脉虚者人参汤下，脉实者银花、薄荷汤下，每服一丸。兼治飞尸卒厥，五痫中恶，大人小儿痉厥之因于热者。大人病重体实者，日再服，甚至日三服；小儿服半丸，不知，再加半丸。

现代用法：共为极细末，炼蜜为丸，每丸3克，金箔为衣（或有不用者），每服一丸，日服一至二次，水调服。小儿根据年龄酌减。

[**功效**] 清热解毒，豁痰开窍。

[**主治**] 温热病，热邪内陷心包，痰热蒙蔽心窍而致高热烦躁，神昏谵语，舌謇肢厥，舌赤中黄浊，口气重。亦治中风窍闭、小儿惊厥属痰热内闭者。

[**名医方论**]

吴瑭《温病条辨》："此芳香化秽浊而利诸窍，咸寒保肾水而安心体，苦寒通火腑而泻心用之方也。牛黄得日月之精，通心主之神。犀角主治百毒，邪鬼瘴气。真珠得太阴之精，而通神明，合犀角补水救火。郁金草之香，梅片木之香，雄黄石之香，麝香乃精血之香，合四香以为用，使闭锢之邪热温毒深在厥阴之分者，一齐从内透出，而邪秽自清，神明可复也。黄连泻心火，栀子泻心与三焦之火，黄芩泻胆、肺之火，使邪火随诸香一齐俱散也。朱砂补心体，泻心用，合金箔坠痰而镇固，再合真珠、犀角为督战之主帅也。"

[连氏方论]

叶天士《外感温热篇》说:"温邪上受,首先犯肺,逆传心包。"热毒内陷,必以清解心包热毒为主,但痰热相搏,痰浊不祛,热邪难清,故欲清心包之热邪,必当开泄痰浊之闭阻。方中牛黄清心解毒,息风定惊,豁痰开窍,一药而三用,犀角(现以水牛角代)清热凉血,解毒定惊,二味共为君药;真珠、朱砂助犀角善清心热,镇心定惊,郁金清热凉血,冰片芳香开窍,雄黄劫痰解毒,麝香开窍辟秽,四药均具芳香之性,使包络邪热温毒一齐由内透达于外,并能豁痰开窍,则秽浊自消,神明可复,黄连、黄芩、山栀清热解毒,使邪热一齐俱散,以上均为辅佐药;金箔入心经,镇心坠痰,蜂蜜调和诸药,共为使药。诸药合用,共奏清热解毒、豁痰开窍之效。心包乃心之宫城,《灵枢·邪客》说:"心者,五藏六腑之大主也,精神之所舍也,其藏坚固,邪弗能容也。容之则心伤,心伤则神去,神去则死矣。故诸邪之在于心者,皆在于心之包络。"本方能清心包之热,又以牛黄为君药,制成丸剂,故名"安宫牛黄丸"。

紫雪丹(原名紫雪、紫雪散)
《外台秘要》引苏恭方

[组成] 石膏　寒水石　磁石　滑石各三斤(1500克)　犀角屑　羚羊角屑　青木香　沉香各五两(150克)　玄参　升麻各一斤(各500克)　甘草炙,八两(250克)　丁香一两(30克)　黄金百两(3000克)　朴硝精者,十斤(5000克)　硝石四升(1500克)　朱砂研,三两(90克)　麝香研,五分(1.5克)

[用法] 原方以水一斛,先煮五种金石药,得四斗,去滓后内八物,煮取一斗五升,去滓,取硝石四升,芒硝亦可,用朴硝精者十斤,投汁中,微炭上煮,柳木篦搅勿住手,有七升,投在木盆中,半日欲凝,内成研朱砂三两,细研麝香当门子五分,内中搅调,寒之二日成霜雪紫色。病人强壮者,一服二分,当利热毒,老弱人或热毒微者,一服一分,以意节之。

现代用法:制成散剂,每服1.5~3克,日服1~2次,冷开水调下,小儿用量酌减。

[功效] 清热解毒,镇痉开窍。

[主治] 温热病,热邪内陷心包,壮热烦躁,昏狂谵语,口渴唇焦,尿赤便闭,甚至痉厥,舌赤无苔,以及小儿热盛惊厥。

[名医方论]

1. 汪昂《医方集解》："此手足少阴、足厥阴、阳明药也。寒水石、石膏、滑石、硝石以泻诸经之火而兼利水为君。磁石、玄参以滋肾水而兼补阴为臣。犀角、羚角以清心宁肝，升麻、甘草以升阳解毒，沉香、木香、丁香以温胃调气，麝香以透骨通窍，丹砂、黄金以镇惊安魂，泻心肝之热为佐使。诸药用气，硝独用质者，以其水卤结成，性峻而易消，以泻火而散结也。"

2. 吴瑭《温病条辨》："诸石利水火而通下窍，磁石、元参补肝肾之阴而上济君火。犀角、羚羊泻心、胆之火，甘草和诸药而败毒，且缓肝急。诸药皆降，独用一味升麻，盖欲降先升也。诸香化秽浊，或开上窍，或开下窍，使神明不致坐困于浊邪而终不克复其明也。丹砂色赤，补心而通心火，内含汞而补心体，为坐镇之用。诸药用气，硝独用质者，以其水卤结成，性峻而易消，泻火而散结也。"

[连氏方论]

本方证乃因热邪炽盛，内陷心包，营热动风所致。方中石膏、寒水石清热泻火，除烦止渴，滑石寒能清热，滑能利窍，引邪热从小便而去，三石合用，以退壮热而除烦渴；犀角清心凉血解毒，且其气清香，寒而不遏，善透包络邪热，羚羊角凉肝息风，清热解毒，犀、羚并用，为治心营热盛，营热动风之良剂；麝香辛温走窜，芳香开窍，以上诸药，为方中主要部分。玄参、升麻、甘草泻火解毒，其中玄参并能养阴生津，甘草兼以和胃安中；黄金、磁石、朱砂重镇安神；木香、沉香、丁香行气化浊，以助麝香芳香开窍；朴硝、硝石泄热润燥，泻火通便，导邪热从大便而出，以上诸药，均为方中辅助部分。诸药合用，共奏清热解毒，息风镇痉，开窍安神之效。药成霜雪紫色，其性大寒，故名之曰"紫雪"。

至宝丹
《太平惠民和剂局方》

[组成] 生乌犀屑研　朱砂研飞　雄黄研飞　生玳瑁屑研　琥珀研,各一两(各30克)　麝香研　龙脑研,各一分(各0.3克)　金箔半入药,半为衣　银箔研,各五十片(各50片)　牛黄研,半两(15克)　安息香一两半,为末,以无灰酒搅,澄,飞过,滤去沙土,约得净数一两,慢火熬成膏(45克)

[用法] 原方将犀角、玳瑁为细末，入余药研匀。将安息香膏重汤煮凝成后，入诸药中和搜成剂，盛不津器中，并旋丸如梧子大，用人参汤化下三丸至五

丸。又疗小儿诸痫急惊心热,卒中客忤,不得眠睡,烦躁风涎搐搦,每二岁儿服一丸,人参汤化下。

现代用法:每服一丸(重3克),研碎温开水和服,小儿半丸。

[**功效**] 化浊开窍,清热解毒。

[**主治**] 中暑、中风、中恶(感触秽浊之气,猝然昏不知人,气闷欲绝)及温病痰热内闭,神昏不语,痰盛气粗,身热烦躁,舌质红绛苔黄垢腻,脉滑数,以及小儿惊厥属于痰热内闭者。

[**名医方论**]

王晋三《绛雪园古方选注》:"此治心脏神昏,从表透里之方也。犀角、牛黄、玳瑁、琥珀,以有灵之品内通心窍;朱砂、雄黄、金银箔,以重坠之药安镇心神;佐以龙脑、麝香、安息香,搜剔幽隐诸窍……故热入心包络,舌绛神昏者,以此丹入寒凉汤药中用之,能祛阴起阳,立展神明,有非他药之可及。若病起头痛而后神昏不语者,此肝虚魂升于顶,当以牡蛎救逆以降之,又非至宝丹之所能苏也。"

[**连氏方论**]

本方所治诸症,皆因热邪内扰,痰浊蒙蔽心包所致。方中犀角清营凉血解毒,善透包络邪热,牛黄清热解毒,开窍豁痰,两味共为君药;玳瑁助犀角清热解毒,龙脑芳香,走窜开窍,麝香芳香走窜,开窍辟秽,安息香香而不燥,窜而不烈,芳香开窍,辟秽化浊,三香合用,助牛黄化浊豁痰开窍,以上共为臣药;又有雄黄劫痰解毒,琥珀、朱砂镇心安神,为佐药。金银箔入心经,重镇安神,为使药。诸药合用,共奏化浊开窍,清热解毒之功。因本方药物贵重,疗效卓著,故名之曰"至宝丹"。

第二节 温 开

苏合香丸(原名吃力伽丸)
《外台秘要》引《广济方》方

[**组成**] 吃力伽(即白术) 青木香 乌犀屑 香附 朱砂 诃黎勒 檀香 安息香 沉香 麝香 丁香 荜茇各二两(各60克) 龙脑 苏合香 薰陆香各半两(各15克)

[**用法**] 原方十五味捣筛,白蜜和为丸,每朝取井花水服如梧子四丸,于净器中研破服之。老小一丸。

现代用法:加炼蜜为丸,每丸重3克,每服一丸,温开水送下,小儿用量酌减。

[**功效**] 温通开窍,行气化浊。

[**主治**]

1. 中风、中气,猝然昏倒,双手紧握,牙关紧闭,面白唇青,呼吸粗促有力,不省人事,脉沉滑,苔白滑腻。或感触秽恶之气,胸腹满痛,甚则昏不知人。

2. 感触寒湿秽浊之气,霍乱吐利,时气瘴疟,苔白滑腻。

[**名医方论**]

1. 吴昆《医方考》:"病人初中风,喉中痰塞,水饮难通,非香窜不能开窍,故集诸香以利窍。非辛热不能通塞,故用诸辛为佐使。犀角虽凉,凉而不滞;诃黎虽涩,涩而生津。世人用此方于初中之时,每每取效。丹溪谓辛香走散真气,又谓脑、麝能引风入骨,如油入面,不可解也。医者但可用之以救急,甚勿令人多服也。"

2. 王晋三《绛雪园古方选注》:"苏合香能通十二经络、三百六十五窍,故君之以名其方,与安息香相须,能内通脏腑。龙脑辛散轻浮,走窜经络,与麝香相须,能内入骨髓。犀角入心,沉香入肾,木香入脾,香附入肝,薰陆香入肺,复以丁香入胃者,以胃亦为一脏也。用白术健脾者,欲令诸香留顿于脾,使脾转输于各脏也。诸脏皆用辛香阳药以通之,独心经用朱砂寒以通之者,以心为火脏,不受辛热散气之品,当反佐之,以治其寒阻关窍,乃寒因寒用也。"

[**连氏方论**]

本方为"温开"法的代表方剂。方中苏合香开窍逐秽,《本经逢原》谓其"聚诸香之气而成,能透诸窍脏,辟一切不正之气。凡痰积气厥,必先以此开导,治痰以理气为本也";安息香开窍逐秽,香而不燥,窜而不烈;龙脑、麝香辟秽开窍,走窜经络;以上四药,为本方主要部分。沉香、檀香、丁香、木香、薰陆香(即乳香)、香附子诸香行气解郁,散寒化浊,以解除脏腑气血之郁滞;荜茇助上述十种香药,以增强温中散寒之功;并取犀角咸寒,清心解毒,其气清香,清灵透发,寒而不遏,朱砂镇心安神,以心为火脏,不受辛热散气之品,故反佐之;更有白术甘温健脾以固中气,并助诸药运化输布于周身,诃子温涩敛气,与诸香配伍,以防辛散太过,耗伤正气;以上诸药,为本方辅助部分。全方集辛香之品于一炉,但又有升有降,有散有收,共奏温通开窍,行气化浊之功。

第八章　补益剂

第一节　补　气

四君子汤
《鸡峰普济方》

[**组成**] 人参　白术　茯苓　甘草各一两（各30克）

[**用法**] 原方为细末，每服二钱，水一盏，入生姜三片、枣一枚，同煎至六分，去滓温服，不以时。

现代用法：水煎服，用量按原方比例酌减，或作丸剂，温开水送服 6~12 克，日服二次。

[**功效**] 益气补中，健脾养胃。

[**主治**] 脾胃气虚，面色萎黄或萎白，言语轻微，四肢无力，食少便溏，舌质淡苔薄白，脉来虚弱。

[**名医方论**]

1. 汪昂《医方集解》："此手足太阴、足阳明药也。人参甘温，大补元气为君，白术苦温，燥脾补气为臣，茯苓甘淡，渗湿泻热为佐，甘草甘平，和中益土为使也。气足脾运，饮食倍进，则余脏受荫而色泽身强矣。再加陈皮以理气散逆，半夏燥湿除痰，名曰六君，以其皆中和之品，故曰君子也。"

2. 吴谦《医宗金鉴·删补名医方论》引张璐云："气虚者，补之以甘。参、术、苓、草，甘温益胃，有健运之功，具冲和之德，故为君子。盖人之一生，以胃气为本，胃气旺则五脏受荫，胃气伤则百病丛生。故凡病久虚不愈，诸药不效者，惟有益胃、补肾两途。故用四君子随证加减，无论寒热补泻，先培中土，使药气四达，则周身之机运流通，水谷之精微敷布，何患其药之不效哉？是知四君子为司命之本也。"

[连氏方论]

脾主运化,胃司受纳,为气血生化之源。方中人参甘苦温,大补元气,健脾养胃,为君药;脾喜燥恶湿,脾虚不运,每易生湿,故以白术苦甘温,健脾益气,燥湿和中,为臣药;茯苓甘淡平,健脾补中渗湿,黄宫绣说"茯苓入四君,则佐参、术以渗脾家之湿",张秉成亦说"渗肺脾之湿浊下行,然后参、术之功益彰其效",故为佐药;炙甘草甘温益气,补中和胃,为使药。诸药合用,共奏益气补中,健脾养胃之功。本方四味,皆平和之品,具冲和之德,故名之曰"四君子"。

参苓白术散
《太平惠民和剂局方》

[组成] 莲子肉去皮　薏苡仁　缩砂仁　桔梗炒令深黄色,各一斤(各500克)　白扁豆姜汁浸去皮,微炒,一斤半(750克)　白茯苓　人参去芦　甘草炒　白术　山药各二斤(各1 000克)

[用法] 原方为细末,每服二钱,枣汤调下,小儿量岁数加减服。

现代用法:为细末,每服6克,枣汤调下,日服二次。或作丸剂吞服。也可作汤剂,水煎服,用量按原方比例酌减。

[功效] 健脾益气,和胃渗湿。

[主治] 脾胃虚弱,湿自内生,饮食不消,或吐或泻,面色萎黄,形体虚羸,四肢无力,胸脘胀满,苔白腻,脉虚缓。

[名医方论]

汪昂《医方集解》:"此足太阴阳明药也。治脾胃者,补其虚,除其湿,行其滞,调其气而已。人参、白术、茯苓、甘草、山药、薏仁、扁豆、莲肉,皆补脾之药也,然茯苓、山药、薏仁,理脾而兼能渗湿。砂仁、陈皮(《医方集解》方中有陈皮)调气行滞之品也,然合参、术、苓、草,暖胃而又能补中。桔梗苦甘入肺,能载诸药上浮,又能通天气于地道,使气得升降而益和,且以保肺,防燥药之上僭也。"

[连氏方论]

脾胃强者,自能胜湿。若脾胃虚弱,则运化失职,湿自内生。本方由四君子汤加山药、扁豆、莲肉、薏苡仁、砂仁、桔梗等组成。方中参、苓、白术益气健脾,为君药;臣以山药、扁豆、莲肉、薏苡仁以增强君药益气健脾之效,且茯苓、白术、扁豆、薏苡仁健脾而兼渗湿;佐以炙甘草益气和中,砂仁芳香化湿,和胃理气;桔梗为使,载药上行,升清即所以降浊,湿祛则有助于健脾。诸药合用,补其虚,除其湿,行其滞,调其气,俟脾健湿去,诸症自愈。

补中益气汤
《脾胃论》

[组成] 黄芪病甚劳役热甚者一钱(18克) 甘草炙,以上各五分(9克) 人参去芦,三分(9克) 当归酒焙干或晒干,二分(6克) 橘皮不去白,二分或三分(6克) 升麻二分或三分(6克) 柴胡二分或三分(6克) 白术三分(9克)

[用法] 原方㕮咀,都作一服,水二盏,煎至一盏……去渣,食远稍热服。

现代用法:水煎服。或作丸剂,每服6~9克,每日2~3次,温开水送服。

[功效] 补中益气,升阳举陷。

[主治]

1. 气虚发热,身热有汗,渴喜热饮,头痛恶寒,懒言恶食,脉虽洪大,按之虚软;或脾胃气虚,四肢倦怠,不耐作劳,动则气喘,舌质淡苔薄白。

2. 气虚下陷,脱肛,子宫脱垂,久疟,久痢,便血,崩漏,大便泄泻,小便淋沥不尽,及一切清阳下陷诸症。

[名医方论]

吴谦《医宗金鉴·删补名医方论》引柯琴曰:"……至若劳倦形衰,气少阴虚而生内热者,表证颇同外感,惟李杲知其为劳倦伤脾,谷气不胜阳气,下降阴中而发热,制补中益气之法。谓风寒外伤其形,为有余;脾胃内伤其气,为不足。遵《内经》劳者温之、损者益之之义,大忌苦寒之药,选用甘温之品升其阳,以达阳春升生之令。凡脾胃一虚,肺气先绝,故用黄芪护皮毛而闭腠理,不令自汗。元气不足,懒言气喘,人参以补之。炙甘草之甘,以泻心火而除烦,补脾胃而生气。此三味,除烦热之圣药也。佐白术以健脾,当归以和血。气乱于胸,清浊相干,用陈皮以理之,且以散诸甘药之滞。胃中清气下陷,用升麻、柴胡气之轻而味之薄者,引胃气以上腾,复其本位,便能升浮,以行生长之令矣。补中之剂,得发表之品而中自安;益气之剂,赖清气之品而气益倍,此用药有相须之妙也。是方也,用以补脾,使地道卑而上行,亦可以补心、肺,损其肺者益其气,损其心者,调其营卫也。亦可以补肝,木郁则达之也。惟不宜于肾,阴虚于下者不宜升,阳虚于下者更不宜升也。凡李杲治脾胃方,俱是益气。去当归、白术,加苍术、木香,便是调中,加麦冬、五味辈,便是清暑。此正是医不执方,亦正是医必有方。"

［连氏方论］

《脾胃论》说:"真气又名元气,乃先身生之精气也,非胃气不能滋之""脾胃之气既伤,而元气亦不能充,而诸病之所由生也"。又说:"饮食不节则胃病……形体劳役则脾病"。本方系李东垣根据《素问·至真要大论》"劳者温之""损者益之"之旨而制。方中重用黄芪,甘微温,入脾肺经,补肺气而固表,益中气而升阳,故为君药;臣以人参、炙甘草甘温,补脾益气,助黄芪益气补中,东垣说:"参、芪、甘草,泻火之圣药",盖烦劳则虚而生热,得甘温以补元气,虚热自退;佐以白术健脾,当归补血,陈皮理气;使以升麻、柴胡,升举清阳,配合君药升提下陷之阳气,正如《本草纲目》所说:"升麻引阳明清气上行,柴胡引少阳清气上行,此乃禀赋素弱,元气虚馁,及劳役饥饱,生冷内伤,脾胃引经最要药也。"诸药合用,共奏补中益气,升阳举陷之效。

生脉散
《内外伤辨惑论》

［组成］ 人参(10克) 麦冬(15克) 五味子(6克)［原方未著分量］

［用法］ 原方未著用法。

现代用法:水煎服。

［功效］ 益气生津,敛阴止汗。

［主治］

1. 热伤元气,气阴两虚,气短倦怠,口渴多汗,脉虚细或虚数,甚则大汗不止,喘喝欲脱,脉散大无根,舌干红无苔。

2. 久咳肺虚,咳呛少痰,短气自汗,口干舌燥,脉虚者。

［名医方论］

1. 汪昂《医方集解》:"此手太阴、少阴药也。肺主气,肺气旺则四脏之气皆旺,虚故脉绝短气也。人参甘温,大补肺气为君;麦冬止汗,润肺滋水,清心泻热为臣;五味酸温,敛肺生津,收耗散之气为佐。盖心主脉,肺朝百脉,补肺清心,则气充而脉复,故曰生脉也。夏月炎暑,火旺克金,当以保肺为主,清晨服此,能益气而祛暑也。"

2. 吴谦《医宗金鉴·删补名医方论》:"经云:大气积于胸中,则肺主之。夫暑热伤肺,肺伤则气亦伤矣。故气短、倦怠而喘咳也。肺主皮毛,肺伤则失其卫护,故汗出也。热伤元气,气伤则不能生津,故口渴也。是方君人参以补气,

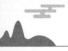

即所以补肺;臣麦冬以清气,即所以清肺;佐五味以敛气,即所以敛肺。吴昆云:一补、一清、一敛,养气之道备矣。名曰生脉,以脉得气则充,失气则弱。李杲曰:夏月服生脉饮,加黄芪、甘草,名生脉保元汤,令人气力涌出;更加当归、白芍,名人参饮子,治气虚喘咳,吐血衄血,亦虚火可补之例也。”

[连氏方论]

热伤元气,气阴两虚。方中人参甘温,大补元气,止渴生津,为君药;臣以麦冬甘寒,养阴清热,润肺生津;佐以五味子酸温,敛肺止汗而生津。其中麦冬并能清心育阴,五味子又可固肾气,敛心气。三药合用,一补、一清、一敛,共成益气养阴,敛汗生津之功。汪昂说:“人有将死脉绝者,服此能复生之,其功甚大。”本方能使气充而脉复,故以“生脉”名之。

第二节　补　血

四物汤
《太平惠民和剂局方》

[组成] 当归_{去芦,酒浸微炒}　川芎　白芍药　熟干地黄_{酒洒蒸,各等分}

[用法] 原方为粗末,每服三钱,水一盏半,煎至八分,去渣热服,空心食前。若妊娠胎动不安,下血不止者,加艾十叶,阿胶一片,同煎如前法。或血脏虚冷,崩中去血过多,亦加胶艾煎。

现代用法:水煎服,用量按原方比例酌情增减。

[功效] 补血和血调经。

[主治] 营血虚滞,证见惊惕,头晕,目眩,爪甲无华,妇人经水不调,或月经量少,或经闭不行,脐腹作痛,舌质淡苔白,脉弦细或细涩。

[名医方论]

张秉成《成方便读》:“夫人之所赖以生存,血与气耳,而医家之所以补偏救弊者,亦惟血与气耳。故一切补气诸方,皆从四君化出;一切补血诸方,又当从此四物而化也。补气者,当求之脾肺;补血者,当求之肝肾。地黄入肾,壮水补阴,白芍入肝,敛阴益血,二味为补血之正药。然血虚多滞,经脉隧道不能滑利通畅,又恐地、芍纯阴之性,无温养流动之机,故必加当归、川芎辛温香润,能养血而行血中之气者以流动之。总之,此方乃调理一切血证,是其所长,若纯属阴虚血少,宜静不宜动者,则归、芎之走窜行散,又非所宜也。"

[连氏方论]

心主血,肝藏血。方中熟地甘微温,滋阴补血,为君药;臣以当归甘辛苦温,补血养肝,和血调经;佐以白芍苦酸微寒,养血柔肝,和营止痛;使以川芎辛温,活血理气。其中地、芍为血中之阴药,归、芎为血中之阳药,四药相合,可使补而不滞,营血调和。因此,不仅血虚之证可用本方补血,即血滞之证亦可用本方和血,补中有散,散中有收,而为治理血分疾病的基本方剂。

当归补血汤
《内外伤辨惑论》

[组成] 黄芪一两(30克)　当归酒洗,二钱(6克)

[用法] 原方咬咀,都作一服,水二盏,煎至一盏,去渣温服,空心食前。
现代用法:水煎服。

[功效] 补气生血。

[主治] 劳倦内伤,血虚气弱,阳浮外越,肌热面赤,烦渴引饮,脉洪大而虚,重按则微,以及妇女月经过多,崩漏,产后血虚发热,或疮疡溃后,久不愈合。

[名医方论]

1. 吴谦《医宗金鉴·删补名医方论》引吴昆曰:"血实则身凉,血虚则身热,或以饥困劳役虚其阴血,则阳独治,故诸证生焉。此证纯象白虎,但脉大而虚,非大而实为辨耳。《内经》所谓脉虚血虚是也。五味之中,惟甘能补,当归味甘而厚,味厚则补血;黄芪味甘而薄,味薄则补气,今黄芪多数倍,而云补血者,以有形之血不能自生,生于无形之气故也。《经》言:'阳生阴长',是之谓耳。"

2. 张秉成《成方便读》:"当归补血汤,炙黄芪一两,酒洗当归二钱,治烦劳伤阳,气火妄动,阴血不能宁静,脉洪身热而成脱竭之证。凡病有真假,脉亦有真假。即如脉洪身热一证,一望而知其为火邪阳亢矣。而脱血之后,每亦如之,以阳无所附,浮散于外也。全在医者细心详察,辨其舌苔之黄白润燥,口渴之欲冷欲热,其大要犹在于小便,如真热者必短赤,假热者必清长,胸次了然,用药自无毫厘千里之误。如果大脱血之后,而见此等脉证,不特阴血告匮,而阳气亦欲散亡。斯时也,有形之血不能速生,无形之气所当急固。故以黄芪大补

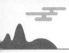

肺脾元气而能固外者为君,盖此时阳气已去里而越表,恐一时固里无及,不得不从卫外以挽留之。当归益血和营,二味合用,便能阳生阴长,使伤残之血,亦各归其经以自固耳,非区区补血滋腻之药所可同日语也。"

[连氏方论]

劳倦内伤,元气不足,阴血亦亏。有形之血生于无形之气,故方中重用黄芪甘温补气,以资生血之源,《本草备要》且谓其"泻阴火,解肌热",配以当归甘辛苦温,为养血之要品,补营之圣药。黄芪剂量五倍于当归,取阳生阴长,气旺血自生之义。

归脾汤
《济生方》

[组成] 白术(9克) 茯神去木(12克) 黄芪去芦(12克) 龙眼肉(12克) 酸枣仁炒去壳,各一两(12克) 人参(9克) 木香不见火,各半两(6克) 甘草炙,二钱半(4.5克) 当归(9克) 远志各一钱(3克)[后二味从《校注妇人良方》补入]

[用法] 原方㕮咀,每服四钱,水一盏半,生姜五片,枣子一枚,煎至七分,去渣,温服,不拘时候。

现代用法:加生姜3片,大枣5枚,水煎服。或作丸剂,每服6~9克,每日2~3次,温开水送下。

[功效] 益气补血,健脾养心。

[主治] 思虑过度,损伤心脾,怔忡健忘,惊悸盗汗,四肢倦怠,食少不眠;或脾虚不能摄血,而见吐血、衄血、便血;以及妇女月经不调,崩中漏下。舌质淡苔薄白,脉细弱。

[名医方论]

汪昂《医方集解》:"此手少阴足太阴药也。血不归脾则妄行,参、术、黄芪、甘草之甘温,所以补脾;茯神、远志、枣仁、龙眼之甘温酸苦,所以补心。心者,脾之母也。当归滋阴而养血,木香行气而舒脾,既以行血中之滞,又以助参、芪而补气,气壮则能摄血,血自归经而诸证悉除矣。"

[连氏方论]

心藏神而主血,脾主思而统血,思虑过度则损伤心脾。方中黄芪、人参甘微温,补脾益气,龙眼肉甘平,补心安神,益脾养血,共为君药;白术苦甘温,助参、芪补脾益气,茯神、枣仁甘平,助龙眼养心安神,当归甘辛苦温,滋养营血,与参、芪配伍,补血之力更强,以上并为臣药;远志苦辛温,交通心肾,宁心安神,木香辛苦温,理气醒脾,使诸益气养血之品补而不壅,共为佐药;炙甘草甘温益气,调和诸药,生姜、大枣调和营卫,共为使药。合而成方,养心与健脾同用,养心不离补血,健脾不离补气,气血充足则心神安而脾运健。本方多用益气健脾药,因为心血是由脾转输的精微所化,《灵枢·决气》说"中焦受气取汁,变化而赤,是谓血",补脾气即所以养心血也。脾统血,脾气健旺则能统血摄血,血自归脾,故名之曰"归脾汤"。

第三节 气血双补

八珍汤
《正体类要》

[**组成**] 人参 白术 白茯苓 当归 川芎 白芍药 熟地黄各一钱(各9克) 甘草炙,五分(4.5克)

[**用法**] 原方姜、枣煎服。

现代用法:加生姜3片、大枣5枚,水煎服。

[**功效**] 气血双补。

[**主治**] 气血两虚,面色苍白或萎黄,头晕目眩,四肢倦怠,气短懒言,心悸怔忡,纳食不馨,舌质淡苔薄白,脉细弱或虚大无力。亦治失血过多,恶寒发热,烦躁作渴,或疮疡久溃,不能愈合。

[**名医方论**]

1. 汪昂《医方集解》:"四君合四物名八珍汤,治心脾虚损,气血两虚。心主血,肺主气,四君补气,四物补血。及胃损饮食不为肌肤。血气充,然后肌肉长。"

2. 张秉成《成方便读》:"治气血两虚,将成虚损之证。细阅方意,止能调理寻常一切气血不足之证,若真正气血大虚,阴阳并竭之证,似又不宜再以归、芎之辛散扰阴,地芍之阴寒碍阳耳。"

[**连氏方论**]

本方统治气血两虚的病证。由四君子汤合四物汤组成。方中参、术、苓、草以益气,地、芍、归、芎以养血,姜、枣调和营卫,合成气血双补之剂,共奏阳生阴长之功。

薯蓣丸
《金匮要略》

[**组成**] 薯蓣三十分(22.5克) 当归 桂枝 曲 干地黄 豆黄卷各十分(各7.5克) 甘草二十八分(21克) 人参七分(5.3克) 芎䓖 芍药 白术 麦门冬 杏仁各六分(4.5克) 柴胡 桔梗 茯苓各五分(3.8克) 阿胶七分(5.3克) 干姜三分(2.3克) 白蔹二分(1.5克) 防风六分(4.5克) 大枣百枚为膏(30枚)

[**用法**] 原方二十一味,末之,炼蜜和丸如弹子大,空腹酒服一丸,一百丸为剂。

现代用法:研末,炼蜜为丸,每服 6~9 克,每日 2 次,温开水或黄酒送下。

[**功效**] 补虚祛风。

[**主治**] 虚劳,头目眩晕,纳减羸瘦,身重少气,肢痛麻木。

[**名医方论**]

尤在泾《金匮要略心典》:"虚劳证多有挟风气者,正不可独补其虚,亦不可着意去风气。仲景以参、地、芎、归、苓、术补其气血,胶、麦、姜、枣、甘、芍益其营卫,而以桔梗、杏仁、桂枝、防风、柴胡、白蔹、黄卷、神曲去风行气。其用薯蓣最多者,以其不寒不热,不燥不滑,兼擅补虚去风之长,故以为君,谓必得正气理而后风气可去耳。"

[**连氏方论**]

虚劳怯弱,外风容易侵袭人体。方中重用薯蓣,一名山药,味甘性平,补脾胃,疗虚损,《本经》谓其"主伤中,补虚羸,除寒热邪气,补中,益气力,长肌肉,强阴",兼擅补虚祛风之长,故为本方君药;参、术、苓、草、干姜、大枣益气温阳,地、芍、归、芎、麦冬、阿胶养血滋阴,以助薯蓣补虚益损,共为臣药;桂枝、柴胡、防风、白蔹升散走表,祛风清热,杏仁、桔梗升降气机,大豆黄卷专泄水湿,神曲消食和胃,使诸补益之品补而不滞,以上共为佐药;甘草、大枣又能能调和诸药,为使药。全方补中寓散,用小量丸剂缓缓调治,则虚损渐复,风气渐去。

炙甘草汤(又名复脉汤)
《伤寒论》

[**组成**] 甘草四两,炙(12克) 生姜三两,切(9克) 桂枝三两,去皮(9克) 人参二

两(6克) 生地黄一斤(30克) 阿胶二两(6克) 麦门冬半升,去心(12克) 麻仁半升(12克) 大枣三十枚,擘(10枚)

[**用法**] 原方九味,以清酒七升,水八升,先煮八味,取三升,去滓,内胶烊消尽,温服一升,日三服。

现代用法:水中加白酒60克煎药取汁,再入阿胶烊消后服用。

[**功效**] 滋阴养血,益气通阳。

[**主治**]

1. 心脏阴阳气血俱虚,脉结代,心动悸,虚羸少气,舌淡红少苔或淡嫩而干。

2. 肺痿,咳嗽,涎唾多,短气羸瘦,心悸,自汗,咽干舌燥,大便干结,脉虚数或迟者。

[**名医方论**]

1. 吴谦《医宗金鉴·删补名医方论》引柯琴曰:"酒七升水八升,只取三升者,久煎之则气不峻,此虚家用酒之法。且知地黄、麦冬得酒则良。此证当用酸枣仁,肺痿用麻子仁可也。如无真阿胶,以龟板胶代之。"

2. 陈修园《长沙方歌括》:"以病久正气大亏,无阳以宣其气,更无阴以养其心,此脉结代、心动悸所由来也。方中人参、阿胶、地黄、麦冬、麻仁、大枣,皆柔润之品以养阴,必得桂枝、生姜之辛以行阳气,而结代之脉乃复。尤重在炙甘草一味主持胃气,以资脉之本源。佐以清酒,使其捷行于脉道也。"

[**连氏方论**]

《素问·脉要精微论》说:"代则气衰",成无己说:"结代之脉,动而中止能自还者,名曰结;不能自还者,名曰代。由血气虚衰,不能相续也。心中悸动,知真气内虚也"。说明脉结代、心动悸,为心之阴阳气血俱虚所致,阴血不足则心失所养,阳气不振则鼓动无力。仲景此方,命名为炙甘草汤,显系以炙甘草为君药,取其甘温益气,《别录》谓其"通经脉,利血气",故能用治"脉结代,心动悸";臣以生地、麦冬、阿胶、麻仁滋阴养血,人参、大枣益气生津;佐以桂枝、生姜辛温通阳,调和血脉,且大队补益药中配伍桂枝、生姜,则滋阴养血而不腻,益气生津而不壅,使补益药更好地发挥作用;使以清酒,活血以通经脉,血脉流通,脉始复常。且方中地黄用量独重,以酒煎煮,则不至于滋腻损伤脾胃,而养血滋阴之功益著。合而用之,滋心阴,养心血,益心气,温心阳,使气血充足,阴阳调和,则能定悸复脉,故又名之曰"复脉汤"。

第四节　补　阴

六味地黄丸_{（原名地黄丸）}
《小儿药证直诀》

[**组成**] 熟地黄八钱(24克)　山萸肉　干山药各四钱(各12克)　泽泻　牡丹皮　白茯苓去皮,各三钱(各9克)

[**用法**] 原方为末,炼蜜丸如梧子大,空心温水化下三丸。

现代用法:研细末,炼蜜为丸,每服 6~9 克,每日 2~3 次,空腹用温开水或淡盐汤送下,亦可作汤剂,水煎服。

[**功效**] 滋阴补肾。

[**主治**] 肾阴不足,腰膝酸软,头晕目眩,耳鸣耳聋,盗汗,遗精,消渴,骨蒸潮热,手足心热,小便淋沥,牙齿动摇,舌干咽痛,足跟作痛,以及小儿囟开不合,舌红少苔,脉细数或尺脉虚大。

[**名医方论**]

吴谦《医宗金鉴·删补名医方论》引柯琴曰:"肾虚不能藏精,坎宫之火无所附而妄行,下无以奉肝木升生之令,上绝其肺金生化之源。地黄禀甘寒之性,制熟味更厚,是精不足者补之以味也,用以大滋肾阴,填精补髓,壮水之主。以泽泻为使,世或恶其泻肾去之,不知一阴一阳者,天地之道,一开一阖者,动静之机。精者属癸,阴水也,静而不走,为肾之体;溺者属壬,阳水也,动而不居,为肾之用。是以肾主五液,若阴水不守,则真水不足;阳水不流,则邪水泛行。故君地黄以密封蛰之本,即佐泽泻以疏水道之滞也。然肾虚不补其母,不导其上源,亦无以固封蛰之用,山药凉补,以培癸水之上源,茯苓淡渗,以导壬水之上源,加茱萸之酸温,借以收少阳之火,以滋厥阴之液,丹皮辛寒,以清少阴之火,还以奉少阳之气也。滋化源,奉生气,天癸居其所矣。壮水制火,特此一端耳。"

[**连氏方论**]

肾藏精,为先天之本,肾阴不足,则变生诸症。方中重用熟地甘微温,入肝肾经,滋阴补血,填精益髓,大补真阴,为壮水之要药,故为君药。山萸肉酸涩微温,入肝肾经,补肝肾,秘精气,肾气受益则封藏得度,肝阴得养则疏泄无虞;

山药甘平，入肺脾肾三经，健脾补肺，固肾益精，取土旺生金，金盛生水之义，均为臣药。以上三药以补肾为主，或兼补肝，或兼补脾，是为三补。泽泻甘寒，入肾、膀胱经，利水渗湿泄热，祛肾中之邪水；丹皮辛苦微寒，入心肝肾经，清热凉血，和血消瘀，泻阴中之伏火，以治虚火上炎；茯苓甘淡平，入心脾肺经，补益心脾，淡渗利湿，助山药以益脾，配泽泻以利水，共为佐使药。以上三药，是为三泻。合而成方，"非但治肝肾不足，实三阴并治之剂。有熟地之腻补肾水，即有泽泻之宣泄肾浊以济之；有萸肉之温涩肝经，即有丹皮之清泻肝火以佐之；有山药之收摄脾经，即有茯苓之淡渗脾湿以和之。药止六味，而大开大合，三阴并治，洵补方之正鹄也"（《医方论》）。总之，本方滋补而不留邪，降泄而不伤正，以补为主，补中有泻，寓泻于补，则补而不滞，为通补开合之剂，非专事蛮补者可比。

左归饮
《景岳全书》

[**组成**] 熟地二三钱或加至一二两(6~60克)　山药二钱(6克)　枸杞二钱(6克)　茯苓一钱五分(4.5克)　山茱萸一二钱，畏酸者少用之(3~6克)　炙甘草一钱(3克)

[**用法**] 原方水二盅，煎七分，食远服。

现代用法：水煎服。

[**功效**] 补肾养阴。

[**主治**] 真阴不足，腰酸，遗泄，盗汗，口渴欲饮，舌光红，脉细略数。

[**名医方论**]

南京中医学院《中医方剂学讲义》："本方为纯甘壮水之剂。方中熟地、枸杞、山茱萸滋补肝肾之阴，使水旺足以制火；茯苓、山药、炙草滋养脾胃之阴，使土润可以养肺滋肾，阴平则阳秘。故对于肾水不足，或阴土受损，发生噎膈诸病，服此均有效果。"

[**连氏方论**]

真阴，又名元阴、真精，藏于肾。《素问·上古天真论》说："肾者主水，受五藏六腑之精而藏之。"本方为纯甘壮水之剂。方中重用熟地滋肾水，填真阴，以为君药；臣以枸杞子、山茱萸补益肝肾，助君药补肾养阴；佐以山药滋肾阴，养胃阴，茯苓健脾气，养胃阴；使以炙甘草调和诸药，且能滋养脾胃气阴，盖土润可以滋肾，先天之精须赖后天水谷之精，方能不断资生。诸药合用，滋肾水并养肝阴,补先天不忘后天,共奏补益肾水,滋养真阴之功。因其能补左肾真水,使阴精得归其原,故方以"左归"名之。

大补阴丸(原名大补丸)
《丹溪心法》

[组成] 黄柏炒褐色　知母酒浸,炒,各四两(各120克)　熟地黄酒蒸　龟板酥炙,各六两(各180克)

[用法] 原方为末,猪脊髓、蜜丸,服七十丸,空心盐白汤下。

现代用法:为细末,猪脊髓适量蒸熟,捣如泥状,再加炼蜜和丸,如梧桐子大,每服6~9克,早晚各服一次,盐开水送下;或作汤剂,水煎服,用量按原方比例酌减。

[功效] 降火滋阴。

[主治] 阴虚火旺,骨蒸潮热,盗汗遗精,咳嗽咯血,心烦易怒,足膝疼热,舌红少苔,尺脉数而有力。

[名医方论]

1. 吴谦《医宗金鉴·删补名医方论》:"朱震亨云:'阴常不足,阳常有余,宜常养其阴,阴与阳齐,则水能制火,斯无病矣。今时之人,过欲者多,精血既亏,相火必旺,真阴愈竭,孤阳妄行,而痨瘵、潮热、盗汗、骨蒸、咳嗽、咯血、吐血等证悉作。所以世人火旺致此病者,十居八九,火衰成此疾者,百无二三。'震亨发明先圣千载未发之旨,其功伟哉!是方能骤补真阴,承制相火,较之六味功效尤捷。盖因此时以六味补水,水不能遽生;以生脉保金,金不免犹燥。惟急以黄柏之苦以坚肾,则能制龙家之火,继以知母之清以凉肺,则能全破伤之金。若不顾其本,即使病去,犹恐复来,故又以熟地、龟板大补其阴,是谓培其本、清其源矣。虽有是证,若食少便溏,则为胃虚,不可轻用。"

2. 张秉成《成方便读》:"夫相火之有余,皆由肾水之不足,故以熟地大滋肾水为君。然火有余则少火化为壮火,壮火食气,若仅以滋水配阳之法,何足以杀其猖獗之势?故必须黄柏、知母之苦寒入肾,能直清下焦之火者,以折服之。龟为北方之神,其性善藏,取其甘寒益肾,介类潜阳之意,则龙雷之火,自能潜藏勿用。猪为水畜,用骨髓者,取其能通肾命,以有形之精髓而补之也。和蜜为丸者,欲其入下焦,缓以奏功也。"

[连氏方论]

真阴不足,相火必旺。方中黄柏苦寒,坚真阴而制相火,知母苦寒,滋阴降火,润肺清金,《纲目》谓其"下则润肾燥而滋阴,上则清肺金而泻火"。黄柏、知母相须为用,能平相火而保真阴,有金水相生之妙,此属清源之举。熟地甘微温,滋肾养阴,填精补髓,龟板咸甘平,滋阴潜阳,壮水制火,为肾经要药,猪脊髓乃血肉有情之品,以髓补髓,均能益肾水以退虚火,此属培本之图。合而成为降火滋阴之剂,使相火得清,真阴得补,诸症自愈,故方名"大补阴丸"。

一贯煎
《续名医类案》

[组成] 北沙参(9克)   麦冬(9克)   生地黄(15克)   当归(9克)   杞子(9克)   川楝子(4.5克)[原方未著剂量]

[用法] 原方未著用法。

现代用法:水煎服。

[功效] 滋阴疏肝。

[主治] 肝肾阴虚,肝气不疏,脘胁胀痛,吞酸吐苦,咽干口燥,脉细弱或虚弦,舌红少津。亦治疝气瘕聚。

[名医方论]

沈尧封《沈氏女科辑要笺正》:"柳州此方,原为肝肾阴虚,津液枯涸,血燥气滞,变生诸症者设法。凡胁肋胀痛,脘腹搘撑,纯是肝气不疏,刚木恣肆为虐。治标之剂,恒用香燥破气,轻病得之,往往有效。但气之所以滞,本由液之不能充,芳香气药,可以助运行,而不能滋血液,且香者必燥,燥更伤阴,频频投之,液尤耗而气尤滞,无不频频发作,日以益甚,而香药气药,不足恃矣。驯致脉反细弱,舌红光燥,则行气诸物,且同鸩毒。柳州此方,虽从固本丸、集灵膏二方脱化而来,独加一味川楝子,以调肝木之横逆,能顺其条达之性,是为涵养肝阴无上良药。其余皆柔润以驯其刚悍之气,苟无停痰积饮,此方最有奇功……口苦而燥,是上焦之郁火,故用川连泄火,连本苦燥,而入于大剂养液队中,仅为润燥之用,非神而明之,何能辨此。又如萸肉、白芍、菟丝、沙苑、二至等肝肾阴分之药,均可酌加。"

[连氏方论]

肝体阴而用阳,喜条达而恶抑郁。方中生地黄滋阴养血,补益肝肾,为君药;杞子、当归养血柔肝,沙参、麦冬滋阴增液,善养肺胃之阴,知木能乘土,必先培土,又清金之所以制木,以上均为臣药;佐以川楝子疏肝理气泄热,遂肝木条达之性,虽属苦寒之品,但配入大队甘凉养阴药中,则使肝体得养,肝气条畅,诸症自除,诚为治疗阴虚脘胁疼痛的良方。

第五节　补　阳

肾气丸
《金匮要略》

[组成] 干地黄八两(250克)　山茱萸　薯蓣各四两(各125克)　泽泻　茯苓　牡丹皮各三两(各90克)　桂枝　附子炮,各一两(各30克)

[用法] 原方八味,末之,炼蜜和丸,梧子大,酒下十五丸,日再服。

现代用法:研末,炼蜜为丸,每服6~9克,日服二次,温开水或淡盐汤送下。也可作汤剂,水煎服,用量按原方比例酌减。

[功效] 温肾化气。

[主治] 肾阳不足,腰痛脚弱,身半以下常有冷感,少腹拘急,小便不利,或小便反多,入夜尤甚,舌淡而胖,尺脉沉细。以及痰饮、消渴、脚气、转胞等证。

[名医方论]

1. 赵献可《医贯》:"真水竭则隆冬不寒,真火息则盛夏不热。是方也,熟地、山萸、丹皮、泽泻、山药、茯苓皆濡润之品,所以能壮水之主;肉桂、附子辛润之物,能于水中补火,所以益火之源,水火得其养,则肾气复其天矣。益火之源以消阴翳,即此方也。盖益脾胃而培万物之母,其利溥矣。"

2. 吴谦《医宗金鉴·删补名医方论》引柯琴曰:"命门之火,乃水中之阳。夫水体本静,而川流不息者,气之动,火之用也,非指有形者言也。然少火则生气,火壮则食气,故火不可亢,亦不可衰。所云火生土者,即肾家之少火游行其间,以息相吹耳。若命门火衰,少火几于息矣。欲暖脾胃之阳,必先温命门之火,此肾气丸纳桂、附于滋阴剂中十倍之一,意不在补火,而在微微生火,即生肾气也。故不曰温肾,而名肾气,斯知肾以气为主,肾得气而土自生也。且形不足者,温之以气,则脾胃因虚寒而致病者固痊,即虚火不归其原者,亦纳之而归封蛰之本矣。"

[连氏方论]

肾为先天之本,中寓命门之火,肾阳不足,不能温养下焦。方中重用干地黄滋阴补肾,为君药;臣以薯蓣固肾益精,山茱萸补肝肾,涩精气,桂枝、附子温肾扶阳;佐以丹皮凉肝,茯苓、泽泻利水泄浊。桂、附、山萸得丹皮则温而不燥,地黄、薯蓣、山萸配苓、泻,则补而不滞。本方在大队滋阴药中配入少量桂、附,意在微微生火,以鼓舞肾气,取"少火生气"之义,故方名"肾气"。阴阳互为其根,无阳则阴无以化,无阴则阳无以生。本方水火并补,滋阴助阳,使邪去正复,肾气自充。正如张景岳所说"善补阳者,必于阴中求阳,以阳得阴助,则生化无穷",而奏"益火之源以消阴翳"之效,乃治肾之祖方。

右归饮
《景岳全书》

[组成] 熟地二三钱或加至一二两(6~60克)　山药炒,二钱(6克)　山茱萸一钱(3克)　枸杞二钱(6克)　甘草炙,一二钱(3~6克)　肉桂一二钱(3~6克)　杜仲姜制,二钱(6克)　制附子一二三钱(3~9克)

[用法] 原方水二盅,煎七分,食远温服。

现代用法:水煎服。

[功效] 温肾填精。

[主治] 肾阳虚衰,气怯神疲,腹痛腰酸,肢冷脉细,舌淡苔白,或阴盛格阳,真寒假热之证。

[名医方论]

1. 王旭高《医方证治汇编歌诀》:"右归是扶阳以配阴,不是益火以消水……与古方……附桂八味,盖有间矣……改饮为丸,皆除甘草,强精益髓,并入鹿胶。补下治下,不欲留中,加味去味,取舍有法。非达道者,其孰能之。"

2. 北京中医学院中药方剂教研组《汤头歌诀白话解》:"本方为肾气丸去茯苓、丹皮、泽泻治水之药,加入枸杞、杜仲、甘草等扶阳之品,使水火并补之方,变为专门补火之剂,所以用于因命门火衰所引起的一切病证都有良好效果。"

[连氏方论]

《素问·灵兰秘典论》说:"肾者作强之官,伎巧出焉。"本方从肾气丸变化而来,也由八味药组成。方中重用熟地甘微温,滋肾填精,为君药;山药甘平,健脾固肾益精,山茱萸酸微温,补肝肾,涩精气,肉桂辛甘大热,补命门不足,益火消阴,附子大辛大热,峻补元阳,益火之源,以上均为臣药;枸杞甘平,滋补肝肾,补虚益精,杜仲甘温,补肝肾,益精气,壮筋骨,共为佐药;炙甘草温中健脾,调和诸药,以为使。诸药合用,妙在阴中求阳,温肾填精,能补右肾命门之火,使元阳得归其原,故以"右归"名之。

第九章　固涩剂

第一节　固表止汗

牡蛎散
《太平惠民和剂局方》

[**组成**] 黄芪去苗、土　麻黄根洗　牡蛎米泔浸,刷去土,火烧通赤,各一两(各30克)

[**用法**] 原方三味为粗散,每服三钱,水一盏半,小麦百余粒,同煎至八分,去渣热服,日二服,不拘时候。

现代用法:为粗散,每服9克,加浮小麦30克,水煎服。或加浮小麦作汤剂,用量按原方比例酌减。

[**功效**] 益气固表,敛阴止汗。

[**主治**] 体虚卫外不固,阴液外泄,常自汗出,夜卧更甚,心悸惊惕,短气烦倦,舌质淡红,脉细弱。

[**名医方论**]

汪昂《医方集解》:"此手太阴、少阴药也。陈来章曰:'汗为心之液,心有火则汗不止'。牡蛎、浮小麦之咸凉,去烦热而止汗;阳为阴之卫,阳气虚则卫不固,黄芪、麻黄根之甘温,走肌表而固卫。"

[**连氏方论**]

《素问·阴阳应象大论》:"阴在内,阳之守也;阳在外,阴之使也。"方中煅牡蛎咸涩微寒,敛阴潜阳,固涩止汗,为君药;生黄芪味甘微温,益气实卫,固表止汗,为臣药;麻黄根甘平,功专止汗,为佐药;浮小麦甘凉,专入心经,养心气,退虚热,止自汗,为使药。合而成方,益气固表,敛阴止汗,使气阴得复,自汗可止。

玉屏风散

《医方类聚》引《究原方》方

[**组成**] 防风—两(30克)　黄芪蜜炙　白术各二两(各60克)

[**用法**] 原方㕮咀,每三钱重,水盏半,枣一枚,煎七分,去滓,食后热服。现代用法:研为粗末,每服6~9克,每日二次,水煎服。

[**功效**] 益气固表止汗。

[**主治**] 表虚自汗,以及虚人易感风邪者。证见自汗恶风,面色萎白,舌淡苔白,脉浮虚软。

[**名医方论**]

1. 吴昆《医方考》:"气虚自汗者,此方主之。自汗者,无因而自汗也。常人不自汗者,由卫气固于外,津液不得走泄。所谓阳在外,阴之卫也。卫气一亏,则不足以固津液,而自渗泄矣。此自汗之由也。白术、黄芪所以益气,然甘者性缓,不能速达于表,故佐之以防风。东垣有言,黄芪得防风而功愈大,乃相畏而相使者也。"

2. 汪昂《医方集解》:"此足太阳、手足太阴药也。黄芪补气,专固肌表,故以为君;白术益脾,脾主肌肉,故以为臣;防风去风,为风药卒徒,而黄芪畏之,故以为使。以其益卫固表,故曰玉屏风。"

3. 吴谦《医宗金鉴·删补名医方论》引柯琴曰:"邪之所凑,其气必虚。故治风者,不患无以驱之,而患无以御之;不畏风之不去,而畏风之复来。何则?发散太过,元府不闭故也。昧者不知托里固表之法,遍试风药以驱之,去者自去,来者自来,邪气留连,终无解期矣。防风遍行周身,称治风之仙药,上清头目七窍,内除骨节疼痹,外解四肢挛急,为风药中之润剂,治风独取此味,任重功专矣。然卫气者,所以温分肉而充皮肤,肥腠理而司开阖,惟黄芪能补三焦而实卫,为元府御风之关键,且无汗能发,有汗能止,功同桂枝,故又能除头目风热,大风癞疾,肠风下血,妇人子藏风,是补剂中之风药也。所以防风得黄芪,其功愈大耳。白术健脾胃,温分肉,培土以宁风也。夫以防风之善驱风,得黄芪以固表,则外有所卫;得白术以固里,则内有所据。风邪去而不复来。此欲散风邪者,当依如屏、珍如玉也。其自汗不止者,亦以微邪在表,皮毛肌肉之不固耳。"

4. 岳美中《岳美中医案集》:"我往年尝以玉屏风散作汤用,大其量,治表虚自汗,3~5剂后,即取得汗收的效验。但不日又复发。再服再效,再复发,似乎此方只有短效而无巩固的长效作用。后见我院蒲辅周老医师治疗这种病证,用散剂。每日服9克,坚持服到1月,不独汗止,且疗效巩固,不再复发。我才恍然悟到表虚自汗,是较慢性的肌表生理衰弱证。想以药力改变和恢复生理,必须容许它由量变达到质变,3~5帖汤剂,岂能使生理骤复? 即复,也是药力的表现,而不是生理的康复。因之现在每遇表虚自汗证,惟取散剂持续治之,比较长期的服用,结果疗效满意。又蒲老用玉屏风散,白术量每超过黄芪量。考白术是脾胃药而资其健运之品,脾健则运化有权。慢性病注重培本,是关键问题。此方加重白术用量,是有其意义的。"

[连氏方论]

气虚不能卫外,卫气不固,营阴易泄。方中黄芪甘温益气,固表止汗,为君药;白术健脾益气,固表止汗,为臣药;芪、术合用,大补脾肺之气,俾脾胃健旺,肌表充实,则汗不易泄,邪不易侵。佐以防风,走表以祛风邪,且升脾中清阳,助黄芪益气御风。《纲目》引李杲曰:"防风能制黄芪,黄芪得防风其功愈大,乃相畏而相使者也。"且黄芪得防风,固表而不恋邪;防风得黄芪,祛邪而不伤正。三药配伍,使卫强则腠理固密而邪不复侵,脾健则正气自复而内有所据,邪去则外无所扰而诸恙易愈。实为补中兼疏的安内攘外之剂。其效犹如御风的屏障,而又珍贵如玉,故名之曰"玉屏风散"。

当归六黄汤
《兰室秘藏》

[组成] 当归　生地黄　熟地黄　黄柏　黄芩　黄连以上各等分(各6克)　黄芪加倍(12克)

[用法] 原方为粗末,每服五钱,水二盏,煎至一盏,食前服。小儿减半服之。现代用法:水煎服,用量按原方比例酌情增减。

[功效] 滋阴泻火,固表止汗。

[主治] 阴虚火扰,盗汗发热,面赤心烦,口干唇燥,便难溲赤,舌红,脉数。

[名医方论]

1. 汪昂《医方集解》:"此手足少阴药也。盗汗由于阴虚,当归二地所以滋阴;汗由火扰,黄芩柏连所以泻火;汗由腠理不固,倍用黄芪,所以固表。"

2. 罗美《古今名医方论》:"汗本心之液,其出入关乎肺肝。营分开阖肝司之,卫分开阖肺司之,顾营卫各有所虚,则各有所汗,阳虚汗责在卫,阴虚汗责在营,然必相须为用,卫气不固于外,由阴气之不藏,营气失守于中,由阳气之不密。故治盗汗之法有二:一由肝血不足,木不生火,而心亦虚,酸枣仁汤补肝即以补心也;一以肝气有余,木反侮金,而肺亦虚,当归六黄汤治肝以治肺也。是方当归之辛养肝血,黄连之苦清肝火,一补一泄,斯为主治。肝火之动,由水虚无以养,生地凉营分之热,熟地补髓中之阴,黄柏苦能坚肾,是泻南补北之义也。肝木之实,由金虚不能制,黄芪益肺中之气,黄芩清肺中之热,是东实西虚之治也。惟阴虚有火,关尺脉旺者始宜。若阴虚无气,津脱液泄,又当以生脉、六味固阴阳之根。若用芩、连、柏苦寒伤胃,使金水益虚,木火益旺,有措手不及之虞矣。”

3. 吴谦《医宗金鉴·删补名医方论》:“寤而汗出曰自汗,寐而汗出曰盗汗。阴盛则阳虚不能外固,故自汗;阳盛则阴虚不能中守,故盗汗。若阴阳平和之人,卫气昼则行阳而寤,夜则行阴而寐,阴阳既济,病安从来?惟阴虚有火之人,寐则卫气行阴,阴虚不能济阳,阳火因盛而争于阴,故阴液失守外走而汗出;寤则卫气复行出于表,阴得以静,故汗止矣。用当归以养液,二地以滋阴,令阴液得其养也。用黄芩泻上焦火,黄连泻中焦火,黄柏泻下焦火,令三火得其平也。又于诸寒药中加黄芪,庸者不知,以为赘品,且谓阳盛者不宜,抑知其妙义正在于斯耶!盖阳争于阴,汗出营虚,则卫亦随之而虚。故倍加黄芪者,一以完已虚之表,一以固未定之阴。经曰:阴平阳秘,精神乃治。此之谓欤!”

[连氏方论]

素体阴虚内热,寐则阳入于阴,阴分阳热更盛,逼迫津液外泄而致盗汗。方中当归、生地黄、熟地黄滋阴养血,阴血充则火自降,共为君药;黄柏、黄芩、黄连清热泻火,火热去则阴自坚,共为臣药;汗出过多,不仅耗损阴血,亦且伤及阳气,导致卫外不固,腠理不密,故倍用黄芪益气固表,以为佐药。诸药合用,使阴复热退,卫强汗止。

第二节　涩　精　止　遗

桑螵蛸散
《本草衍义》

[组成] 桑螵蛸　远志　菖蒲　龙骨　人参　茯神　当归　龟板醋炙,以上

各一两(各30克)

　　[**用法**] 原方为末,夜卧人参汤调下二钱。

　　现代用法:研末,每日临卧时服6克,以人参汤调服。亦可作汤剂,水煎服,用量按原方比例酌减。

　　[**功效**] 调补心肾,涩精止遗。

　　[**主治**] 心肾两虚,小便频数,或遗尿滑精,心神恍惚,健忘,舌淡苔白,脉细弱。

　　[**名医方论**]

　　张秉成《成方便读》:"夫便数一证,有属火盛于下者,有属下虚不固者。但有火者,其便必短而赤,或涩而痛,自有脉证可据。其不固者,或水火不交,或脾肾气弱,时欲便而不能禁止,老人小儿多有之。凡小儿睡中遗溺,亦属肾虚而致。桑螵蛸补肾固精,同远志入肾,能通肾气上达于心。菖蒲开心窍,使君主得受参、归之补。而用茯苓之下行者,降心气下交于肾,如是则心肾自交。龙与龟皆灵物,一则入肝而安其魂,一则入肾而宁其志。以肝司疏泄,肾主闭藏,两藏各守其职,宜乎前证皆瘳也。"

　　[**连氏方论**]

　　本方证乃由心气不足,肾虚不摄所致。方中桑螵蛸补肾固精止遗,《别录》谓其"疗男子虚损,五藏气微,梦寐失精,遗溺",故为君药;臣以龙骨收敛固涩且安心神,《别录》谓其"缩小便……养精神,安魂魄",桑螵蛸得龙骨则固涩作用大为增强,小便频数,遗尿滑精可止;佐以人参大补元气,茯神益气安神,且降心气下交于肾,菖蒲善开心窍,远志安神定志,且通肾气上达于心,如此则心肾相交。更以当归补心血,龟甲滋肾阴,且人参、当归合用,能双补气血。诸药合而成方,确有交通心肾,补益气血,涩精止遗之效。

金锁固精丸
录自《医方集解》

　　[**组成**] 沙苑蒺藜_炒　芡实_蒸　莲须各二两(各60克)　龙骨_{酥炙}　牡蛎_{盐水煮}一日一夜,煅粉,各一两(各30克)

　　[**用法**] 原方莲子粉糊为丸,盐汤下。

　　现代用法:为细末,以莲子粉糊为丸,每服6~9克,日服二次,空腹淡盐汤送下。

［功效］补肾固精。

［主治］肾虚精关不固,遗精滑泄,神疲乏力,腰痛耳鸣,舌淡苔白,脉细弱。

［名医方论］

1. 汪昂《医方集解》:"此足少阴药也。蒺藜补肾益精,莲子交通心肾,牡蛎清热补水,芡实固肾补脾,合之莲须、龙骨,皆涩精秘气之品,以止滑脱也。"

2. 张秉成《成方便读》:"夫遗精一证,不过分其有火无火,虚实两端而已。有梦者,责相火之强,当清心肝之火,病自可已;无梦者,全属肾虚不固,又当专用补涩,以固其脱。既属虚滑之证,则无火可清,无瘀可导,故以潼沙苑补摄肾精,益其不足,牡蛎固下潜阳,龙骨安魂平木,二味皆有涩可固脱之能,芡实益脾而止浊,莲肉入肾以交心,复用其须者,专赖其止涩之功,而为治虚滑遗精者设也。"

［连氏方论］

《素问·六节藏象论》说"肾者主蛰,封藏之本,精之处也"。方中沙苑蒺藜甘温,补肾固精,《纲目》谓其"补肾,治腰痛泄精,虚损劳气",《本经逢原》亦谓其"为泄精虚劳要药,最能固精",故为君药;臣以芡实、莲子甘涩而平,俱能益肾固精,且补脾气,莲子并能交通心肾;佐以龙骨甘涩平,牡蛎咸平微寒,俱能固涩止遗,莲须甘平,尤为收敛固精之妙品。合而用之,既能补肾,又能固精,实为标本兼顾之良方。以其能秘肾气,固精关,专为肾虚精滑者设,故美其名曰"金锁固精丸"。

第三节　涩肠固脱

桃花汤
《伤寒论》

［组成］赤石脂一斤,一半全用,一半筛末（30克,一半全用,一半筛末）　干姜一两（6克）　粳米一斤（30克）

［用法］原方三味,以水七升,煮米令熟,去滓,温服七合,内赤石脂末方寸匕,日三服。若一服愈,余勿服。

现代用法:水煎,米熟汤成,去渣,加入赤石脂末7.5克,日服二次。

［功效］温涩止痢。

[**主治**] 下利不止,便脓血,色黯不鲜,日久不愈,腹痛喜温喜按,舌淡苔白,脉迟弱或微细。

[**名医方论**]

1. 成无己《注解伤寒论》:"涩可去脱,赤石脂之涩,以固肠胃;辛以散之,干姜之辛,以散里寒;粳米之甘,以补正气。"

2. 李时珍《本草纲目》:"仲景桃花汤,治下利便脓血者,取赤石脂之重涩,入下焦血分而固脱,干姜之辛温,暖下焦气分而补虚,粳米之甘温,佐石脂而固肠胃也。"

3. 吴仪洛《成方切用》:"下利至于不止,热势已大衰而虚寒滋起矣。故非固脱如石脂不可,且石性最沉,味涩易滞,故稍用干姜之辛散佐之。用粳米独多者,取其和中而养胃也。石脂用半全半末,以全用则气味不出,纯末又难于下咽,所以斟酌其当而为之者也。"

4. 张锡纯《医学衷中参西录》:"石脂原为土质,其性微温,故善温养脾胃。为其具有土质,颇有黏涩之力,故又善治肠澼下脓血。又因其生于两石相并之夹缝,原为山脉行气之处,其质虽黏涩,实兼能流通气血之瘀滞,故方中重用之以为主药。至于一半煎汤一半末服者,因凡治下利之药,丸散优于汤剂,且其性和平,虽重用一斤,犹恐不能胜病,故又用一半筛其细末,纳汤药中服之也。且服其末,又善护肠中之膜,不至为脓血凝滞所伤损也。用干姜者,因此证其气血因寒而瘀,是以化为脓血,干姜之热既善祛寒,干姜之辛又善开瘀也。用粳米者,以其能和脾胃,兼能利小便,亦可治下利不止者之辅佐品也。"

[**连氏方论**]

少阴阳衰,阴寒之邪在里,寒湿阻滞下焦,肠络受伤,变为脓血,滑利下脱,故下利不止,便下脓血。方中重用赤石脂温涩固下以止泄痢,《本经》谓其"主泄痢,肠澼脓血",《别录》谓其"疗腹痛肠澼,下痢赤白",为久痢不止,肠道滑脱者设,尤妙在以赤石脂一半筛末冲服,令其留着于肠中,则收涩之力更强,故为君药;干姜大辛大热,温中散寒,止血止痢,《本经》谓其"温中止血",主"肠澼下利",故为臣药;粳米甘平,养胃和中,助石脂、干姜以固肠胃,为佐使药。诸药合用,共奏涩肠止痢之效。方名桃花汤者,据张志聪说:"赤石脂色如桃花,故名桃花汤。"而柯韵伯则谓:"名桃花者,取春和之义,非徒以色言耳。"王晋三也说:"桃花汤非名其色也,肾脏阳虚用之,一若寒谷有阳和之致,故名。"二说均有至理,并存可也。

四神丸

《内科摘要》

[**组成**] 肉豆蔻二两(60克)　补骨脂四两(120克)　五味子　吴茱萸各二两(各60克)

[**用法**] 原方为末,生姜四两,红枣五十枚,用水一碗,煮姜、枣,水干,取枣肉,丸桐子大,每服五七十丸,空心食前服。

现代用法:以上四味为细末,用水适量,加生姜125克、红枣50枚同煮,待红枣熟烂,去姜取枣,去皮核,用肉和药末为丸,每服6~9克,日服二次,饭前及临睡用温开水送下。亦可作汤剂,水煎服,用量按原方比例酌减。

[**功效**] 温肾暖脾,固涩止泻。

[**主治**] 脾肾虚寒,五更泄泻,不思饮食,食不消化,或腹痛肢冷,舌质淡苔薄白,脉沉迟无力。

[**名医方论**]

1. 汪昂《医方集解》:"此足少阴药也。破故纸辛苦大温,能补相火以通君火,火旺乃能生土,故以为君;肉蔻辛温,能行气消食,暖胃固肠;五味咸能补肾,酸能涩精;吴茱辛热,除湿燥脾,能入少阴、厥阴气分而补火;生姜暖胃,大枣补土,所以防水。盖久泻皆由肾命火衰,不能专责脾胃。故大补下焦元阳,使火旺土强,则能制水而不复妄行矣。"

2. 罗美《古今名医方论》引程郊倩:"命门无火,不能为中宫腐熟水谷,藏寒在肾,谁复司其闭藏?故木气才萌,不疏泄而亦疏泄。虽是木邪行土,实肾之脾胃虚也。此际补脾不如补肾。骨脂有温中暖下之能,五味子有酸收固涩之性,吴茱萸散邪补土,肉豆蔻涩滑,益脾暖肾而使气蒸,破滞而使气壮,补肾仍是补脾矣。"

3. 罗美《古今名医方论》引柯琴:"泻利为腹疾,而腹为三阴之都会,一脏不调,便能泻利,仲景各为立方以主之。太阴有理中、四逆,厥阴有乌梅、白头翁,少阴有桃花、真武、猪肤、四逆汤散、白通、通脉等剂,可谓曲尽病情,诸法备矣。然只为一脏立法,若三脏相关,久留不痊,如子后作泻一症,犹未之及也。夫鸡鸣至平旦,天之阴,阴中之阳也,因阳气当至而不至,虚邪得以留而不去,故作泻于黎明。其由有四:一为脾虚不能制水,一为肾虚不能行水,故二神丸君补骨脂之辛燥者,入肾以制水;佐肉豆蔻之辛温者,入脾以暖土;丸以姜、枣,又辛甘发散为阳也。一为命门火衰不能生土，一为少阳气虚无以发陈，故五味子散君五味子之酸温，以收坎宫耗散之火，使少火生气以培土也；佐吴茱萸之辛温，以顺肝木欲散之势，为水气开滋生之路，以奉春生也。此四者，病因虽异，而见症则同，皆水亢为害。二神丸是承制之剂，五味散是化生之剂也，二方理不同而用则同，故可互用以助效，亦可合用以建功。合为四神丸，是制生之剂也，制生则化，久泄自瘳矣。称曰四神，比理中、八味二丸较速欤！"

［连氏方论］

　　五更泄泻，又称鸡鸣泻、肾泄。《素问·金匮真言论》说："鸡鸣至平旦，天之阴，阴中之阳也，故人亦应之。"方中重用补骨脂辛苦大温，补命门之火，以温养脾土，《本草纲目》谓其"治肾泄"，故为君药；肉豆蔻辛温，温脾暖胃，涩肠止泻，配合补骨脂，则温肾暖脾，固涩止泻之功相得益彰，故为臣药；五味子酸温，固肾益气，涩精止泻，吴茱萸辛苦大热，温暖脾胃，以散阴寒，共为佐药；生姜温胃散寒，大枣补脾养胃，共为使药。诸药合用，使火旺土强，肾泄自愈。方名"四神"者，正如王晋三所说："四种之药，治肾泄有神功也。"

第四节　固崩止带

固冲汤
《医学衷中参西录》

　　［组成］ 白术一两,炒（30克）　生黄芪六钱（18克）　龙骨八钱,煅,捣细（24克）　牡蛎八钱,煅,捣细（24克）　萸肉八钱,取净核（24克）　生杭芍四钱（12克）　海螵蛸四钱,捣细（12克）　茜草三钱（9克）　棕边炭二钱（6克）　五倍子五分,轧细,药汁送服（1.5克）

　　［用法］ 原方未著用法。

　　现代用法：水煎服，其中五倍子轧细末，以药汤送服。

　　［功效］ 益气健脾，固冲摄血。

　　［主治］ 脾气虚弱，冲脉不固，妇人血崩或月经过多，色淡质稀，心悸气短，舌质淡，脉微弱者。

　　［名医方论］

　　北京中医学院中药方剂教研组《汤头歌诀白话解》："气为血之帅，气行则血行，血脱气也脱。所以在大量出血时，需要大量补气药益气固脱。本方根据这个道理,重用黄芪、白术益气健脾以止血,同时配伍山萸肉补益肝肾,敛气涩精;龙骨、牡蛎、海螵蛸、五倍子收涩止血,白芍敛阴补血。止血防瘀,所以又用一味茜草凉血行血,同大量补气收涩药配合,使止血而不留瘀。"

[连氏方论]

冲为血海,而脾为气血生化之源,主统血摄血。方中重用白术、黄芪补气健脾,俟脾气健旺则统摄有权,冲脉得固,故为君药;妇人血崩,最易耗伤阴血,故以山萸肉、生白芍补益肝肾,养血敛阴,共为臣药;煅龙骨、煅牡蛎、棕边炭、

五倍子收涩止血,而止血须防留瘀,故又有海螵蛸、茜草化瘀止血,使血止而无留瘀之弊,以上共为佐药。冲为血海,血崩则冲脉空虚,而本方有益气健脾,固冲摄血之效,故方名"固冲汤"。

完带汤
《傅青主女科》

[组成] 白术一两,土炒(30克)　山药一两,炒(30克)　人参二钱(6克)　白芍五钱,酒炒(15克)　车前子三钱,酒炒(9克)　苍术三钱,制(9克)　甘草一钱(3克)　陈皮五分(1.5克)　黑芥穗五分(1.5克)　柴胡六分(1.8克)

[用法] 原方水煎服。

现代用法:与原方相同。

[功效] 补脾疏肝,化湿止带。

[主治] 脾虚肝郁,湿浊下注,白带绵绵,日久不止,甚则臭秽,面色少华,倦怠乏力,舌苔白,脉缓者。

[名医方论]

1. 傅山《傅青主女科》:"此方脾胃肝三经同治之法,寓补于散之中,寄消于升之内,开提肝木之气,则肝血不燥,何至下克脾土?补益脾土之元,则脾气不湿,何难分消水气?至于补脾而兼以补胃者,由里以及表也。脾非胃气之强则脾之弱不能旺,是补胃正所以补脾耳。"

2. 岳美中《岳美中医话集》:"此方用大量白术、山药为君药,双补脾胃阴阳;用中量人参、苍术为臣药,补中气燥脾土;芍药、甘草合用,为甲己化土,车前子利湿,均为正佐之药。方中最妙者,柴胡、陈皮、黑芥穗俱用不及钱之小量,柴胡用以升提肝木之气,陈皮用以疏导脾经之滞,黑芥穗用以收涩止带,并有引血归经作用。方中山药、白术用量可谓大矣,陈皮、柴胡、黑芥穗用量可谓小

矣。大者补养,小者消散,寓补于散,寄消于升,用量奇而可法,不失古人君臣佐使制方之义。"

[连氏方论]

带下者,因带脉不能约束而有此病,故以带名之。方中大量土炒白术补气健脾燥湿,炒山药补气健脾涩精,使脾土水谷精气不致下流,故共为君药;臣以中等量的人参、苍术补脾气且燥脾湿,君臣相配,则脾气健旺,湿无由生;佐以白芍,能于土中泻木,配合君药白术,善于补脾疏肝,车前子因势利导,渗利既成之湿,尤妙在小量柴胡、陈皮、黑芥穗,用柴胡升提肝本之气,配白芍补肝体而助肝用,陈皮理气健脾,配白术、山药,则补气而不致壅气,黑芥穗能入血分,收湿止带,且能疏肝散风;使以甘草,补气健脾,调和诸药。合而成方,肝脾同治,量大者补养,量小者消散,寓补于散之中,寄消于升之内,共奏补脾疏肝,化湿止带之效,故方以"完带"名之。

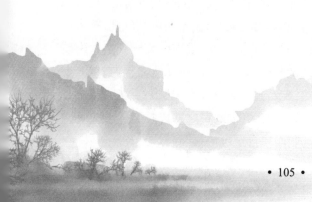

第十章　安神剂

第一节　重镇安神

朱砂安神丸
《内外伤辨惑论》

[**组成**] 朱砂五钱,另研,水飞为衣(15克)　甘草五钱五分(17克)　黄连去须净,酒洗,六钱(18克)　当归去芦,二钱五分(7.5克)　生地黄二钱五分(7.5克)

[**用法**] 原方除朱砂外,四味共为细末,汤浸蒸饼为丸,如黍米大,以朱砂为衣,每服十五丸或二十丸,津唾咽下,食后。或温水、凉水少许送下亦得。

现代用法:研细末为丸,朱砂为衣,每服4.5~9克,临睡前温开水送下。亦可作汤剂,水煎服,用量按原方比例酌减,其中朱砂研细末水飞,以药汤送服。

[**功效**] 镇心安神,清热养血。

[**主治**] 心火上炎,灼伤阴血,心神烦乱,怔忡惊悸,胸中气乱而热,有似懊恼之状,失眠多梦,舌尖红,脉细数。

[**名医方论**]

1. 李东垣《内外伤辨惑论》:"《内经》云:热淫所胜,治以甘寒,以苦泻之。以黄连之苦寒,去心烦,除湿热为君;以甘草、生地黄之甘寒,泻火补气,滋生阴血为臣;以当归补其血不足;朱砂纳浮溜之火而安神明也。"

2. 吴谦《医宗金鉴·删补名医方论》引叶仲坚曰:"经云:神气舍心,精神毕具。又曰:心者生之本,神之舍也。且心为君主之官,主不明则精气乱,神太劳则魂魄散,所以瘤寐不安,淫邪发梦。轻则惊悸怔忡,重则痴妄癫狂也。朱砂具光明之体,色赤通心,重能镇怯,寒能胜热,甘以生津,抑阴火之浮游,以养上焦之元气,为安神之第一品。心苦热,配黄连之苦寒,泻心热也;更佐甘草之甘以泻之。心主血,用当归之甘温,归心血也,更佐地黄之寒以补之。心血足则肝得所藏而魂自安;心热解则肺得其职而魄自宁也。"

3. 唐容川《血证论》："朱砂之重以镇怯，黄连之苦以清热，当归之辛以嘘血，更取甘草之甘，以制黄连之太过，地黄之润，以助当归所不及，合之养血清火，安镇心神，怔忡昏烦不寐之症，可以治之。"

[连氏方论]

《素问·灵兰秘典论》说"心者，君主之官也，神明出焉"；《素问·六节藏象论》说"心者，生之本，神之处也"。心火上炎，当清其火；心阴不足，当补其阴。若补而不清，邪热依然伤阴；若清而不补，阴血难以恢复。方中朱砂甘而微寒，入心经，重可镇怯，寒能清热，长于镇心安神，且清心火，《本经》谓其"养精神，安魂魄"，《本草从新》谓其"泻心经邪热，镇心定惊"，故为君药；黄连苦寒，清心除烦，助君药以泻心火，故为臣药；生地黄甘苦大寒，清热泻火，滋阴养血，当归甘辛苦温，补养心血，配伍生地，则不至于助热，均为佐药；甘草泻火补气，且制黄连苦寒之性，使苦寒清热而不至于化燥伤阴，有调和诸药之效，故为使药。合而用之，泻心火而宁心神，养心阴且补心血，为治疗火旺伤阴，心神烦乱，怔忡失眠的良方。

磁朱丸（原名神曲丸）
《备急千金要方》

[组成] 磁石二两（60克）　朱砂一两（30克）　神曲四两（120克）

[用法] 原方三味末之，炼蜜为丸如梧子大，饮服三丸，日三。

现代用法：上药研细末，曲糊，酌加炼蜜为小丸，每服6克，日服二次，用米汤或温开水送下。

[功效] 益阴潜阳，镇心明目。

[主治] 心肾不交，两目昏花，视物模糊，耳鸣耳聋，心悸失眠。亦治癫痫。

[名医方论]

吴谦《医宗金鉴·删补名医方论》引王又原曰："五藏六府之精皆上注于目，则目之能视者气也，目之所以能视者精也。肾为藏精，故神水发于肾；心为离照，故神光发于心。光发阳而外映，有阴精以为守，则不散而常明。水发阴而凝静，有阳气以为布，则洞悉而不穷。惟心肾有亏，致神水干涸，神光短少，昏眇内障诸证所由作也。磁石直入肾经，收散失之神，性能引铁，吸肺金之气归藏肾水。朱砂体阳而性阴，能纳浮游之火而安神明。水能鉴，火能烛，水火相济，而光华不四射欤！然目受藏府之精，精裨于谷，神曲能消化五谷，则精易成矣。

盖神水散大,缓则不收,赖镇坠之品疾收而吸引之,故为救急之剂也。其治耳鸣、耳聋等证,亦以镇坠之功,能治虚阳之奔耳。"

［连氏方论］

本方证乃由肾阴（精）不足,心火偏亢,心肾不交,水火不济所致。方中磁石辛寒入肾,益阴潜阳,重镇安神,为君药;朱砂甘寒入心,泻心经邪热,镇心安神,为臣药,二药相合,能镇摄浮阳,交融水火,使心肾相交,则精气得以上输,心火不致上炎;神曲甘辛温,和胃以助消化,使金石药物不碍胃气,且精生于谷,神曲能消化五谷,则谷可化精,故为佐药;蜂蜜补中和胃,为使药。总之,本方合用摄纳浮阳,镇心明目,以及助运中宫之品,使水火交融,诸症悉平。

第二节　滋养安神

酸枣仁汤
《金匮要略》

［组成］ 酸枣仁二升(20克)　甘草一两(3克)　知母二两(6克)　茯苓二两(6克)　芎䓖二两(6克)

［用法］ 原方五味,以水八升,煮酸枣仁,得六升,内诸药,煮取三升,分温三服。

现代用法:水煎服。

［功效］ 养血安神,清热除烦。

［主治］ 虚劳虚烦不得眠,脉弦细者。

［名医方论］

1. 张璐《张氏医通》:"虚烦者,肝虚而火气乘之也,故取枣仁以安肝胆为主,略加芎䓖调血以养肝,茯苓、甘草培土以荣木,知母降火以除烦,此平调肝脾之剂也。"

2. 吴谦《医宗金鉴·删补名医方论》引罗谦甫曰:"《经》云:肝藏魂,人卧则血归于肝。又曰:肝者,罢极之本。又曰:阳气者,烦劳则张。罢极必伤肝,烦劳则精绝。肝伤精绝,则虚劳虚烦不得卧明矣。枣仁酸平,应少阳木化而治肝,极者宜收宜补,用酸枣仁至二升,以生心血、养肝血,所谓以酸收之,以酸补之是也。顾肝郁欲散,散以川芎之辛散,使辅枣仁通肝调荣,又所谓以辛补之也。肝急欲缓，缓以甘草之甘缓，使防川芎疏泄过急，此所谓以土葆之也。然终恐劳极则火发，伤阴阳旺，阳分不行于阴，而仍不得眠，故佐知母崇阴水以制火，茯苓利阳水以平阴，将水壮而魂自宁，火清而神且静矣。此治虚劳肝极之神方也。"

3. 张秉成《成方便读》："治虚劳虚烦不眠，此汤主之。夫肝藏魂，有相火内寄。烦自心生，心火动则相火随之，于是内火扰乱，则魂无所归。故凡有夜卧魂梦不安之证，无不皆以治肝为主。欲藏其魂，则必先去其邪。方中以知母之清相火，茯苓之渗湿邪，川芎独入肝家，行气走血，流而不滞，带引知、茯，搜剔而无余。然后枣仁可敛其耗散之魂，甘草以缓其急悍之性也。虽曰虚劳，观其治法，较之一于呆补者不同也。"

[连氏方论]

肝藏血、藏魂，人卧则血归于肝。虚劳之人，肝气不荣，肝血不足，不能藏魂。《素问·六节藏象论》说："肝者，罢极之本，魂之居也。"《素问·五藏生成篇》说"肝欲酸"，方中重用酸枣仁，甘酸而平，入心、肝经，养血安神，《别录》谓其"治烦心不得眠"，故为君药；《素问·藏气法时论》说："肝欲散，急食辛以散之，以辛补之。"川芎辛温，疏肝气，调营血，与酸枣仁配伍，酸收辛散并用，相反相成，更好地发挥养血调肝之效，为臣药；茯苓甘平，助君药宁心安神，且能培土以荣木，知母苦寒，清热除烦，又能缓和川芎温燥之性，共为佐药；《素问·藏气法时论》说"肝苦急，急食甘以缓之"，甘草培土缓肝，调和诸药，既可助茯苓培土荣木，亦可助知母清热除烦，为使药。诸药合用，共奏养血安神，清热除烦之效。如此则肝血足，虚烦除，睡眠自宁。

天王补心丹
《校注妇人良方》

[组成] 人参去芦　茯苓　玄参　丹参　桔梗　远志各五钱（各15克）　当归酒浸　五味　麦门冬去心　天门冬　柏子仁　酸枣仁炒,各一两（各30克）　生地黄四两（120克）

[用法] 原方为末，炼蜜丸，桐子大，用朱砂为衣，每服二三十丸，临卧，竹叶煎汤送下。

现代用法：为末，炼蜜为丸，如梧桐子大，朱砂为衣，每服6~9克，日服二次，温开水送下；亦可作汤剂，水煎服，用量按原方比例酌减。

[**功效**] 滋阴清热,补心安神。

[**主治**] 阴亏血少,心悸怔忡,睡眠不安,神疲健忘,大便干燥,口舌生疮,舌红少苔,脉细而数。

[**名医方论**]

1. 洪九有《摄生总要》:"心者,神明之宫也,忧愁思虑则伤心,神明受伤则主不明而十二官危,故健忘怔忡。心主血,血燥则津枯,故大便不利。舌为心之外候,心火炎上,故口舌生疮。是丸以生地为君,取其下入足少阴以滋水,主水盛可以伏火,况地黄为血分要药,又能入手少阴也。枣仁、远志、柏仁,养心神者也;当归、丹参、元参,生心血者也;二冬助其津液,五味收其耗散,参、苓补其气虚,以桔梗为使者,欲载诸药入心,不使之速下也。"

2. 吴谦《医宗金鉴·删补名医方论》引柯琴曰:"心者主火,而所以主之者神也,火盛则神困。心藏神,补神者必补其心,补心者必清其火,而神始安。补心丹故用生地黄为君,取其下足少阴以滋水,主水盛可以伏火,此非补心之阳,乃补心之神耳。凡果核之有仁,犹心之有神也,清气无如柏子仁,补血无如酸枣仁,以其神存耳。参、苓之甘,以补心气;五味之酸,以收心气;二冬之寒,以清气分之火,心气和而神自归矣。当归之甘,以补心血;丹参之寒,以生心血;元参之咸,以清血中之火,血足而神自藏矣。更加桔梗为舟楫,远志为向导,和诸药,入心而安神明。以此养生,则百体从令,何有健忘怔忡、津液干涸、舌上生疮、大便不利之虞哉?"

3. 吴仪洛《成方切用》:"生地入心肾,滋阴而泻火,故以为君。养阴所以配阳,取既济之义也。丹参、当归,所以生心血;血生于气,人参、茯苓,所以益心气;人参合麦冬、五味,又为生脉散,盖心主血脉,肺为心之华盖,而朝百脉,百脉皆朝于肺。补肺生脉,脉即血也。所以使天气下降也。天气下降,地气上腾,万物乃生。天冬、元参苦寒而泻火,与麦冬同为滋水润燥之剂;远志、枣仁、柏仁,所以养心神;而枣仁、五味,酸以收之,又以敛心气之耗散也。桔梗清肺利膈,取其载药上浮而归于心,故以为使。朱砂色赤入心,寒泻热而重宁神。读书之人,有宜常服者。"

[**连氏方论**]

《素问·灵兰秘典论》说:"心者,君主之官也,神明出焉。"方中大量生地入心肾经,滋阴清热,水盛则足以伏火,故为君药。玄参、天冬、麦冬助君药滋阴清热,其中玄参、天冬入肾经,壮水制火,使肾水上升则心火不亢;麦冬入心经,甘寒清润,长于滋心阴,清心热,共为臣药。当归补血润燥,丹参养血清热,使心血充足,心神自安;血生于气,人参、茯苓,所以益心气,气旺则血自生,并均具有宁心安神之效；酸枣仁、远志、柏子仁养心安神，其中远志且通肾气上达于心，有交通心肾之妙；五味子酸温，以敛心气之耗散，以上共为佐药。桔梗载药上行，使药力作用于胸膈之上，不使速下；朱砂为衣，取其色赤入心，寒以清热，重可宁神，均为使药。诸药合用，共奏滋阴清热，补心安神之效。据《成方切用》记载"终南宣律师课诵劳心，梦天王授以此方"，故名之曰"天王补心丹"。

甘草小麦大枣汤（又名甘麦大枣汤）

《金匮要略》

[组成] 甘草三两(9克)　小麦一升(30克)　大枣十枚(10枚)

[用法] 原方三味，以水六升，煮取三升，温服三服。亦补脾气。

现代用法：水煎服。

[功效] 养心安神，缓急和中。

[主治] 脏躁，喜悲伤欲哭，不能自主，呵欠频作，舌红少苔，脉细而数。

[名医方论]

1. 徐忠可《金匮要略论注》："小麦能和肝阴之客热而养心液，且有消烦利溲止汗之功，故以为君；甘草泻心火而和胃，故以为臣；大枣调胃，而利其上壅之燥，故以为佐。盖病本于血，心为血主，肝之子也。心火泻而土气和，则胃气下达；肝脏润，肺气调，燥止而病自除也。补脾气者，火为土之母，心得所养，则火能生土也。"

2. 尤在泾《金匮要略心典》："脏躁，沈氏所谓子宫血虚受风，化热者是也。血虚脏躁，则内火扰而神不宁，悲伤欲哭，有如神灵，而实为虚病。前《五脏风寒积聚》篇所谓'邪哭使魂魄不安者，血气少而属于心也'。数欠伸者，《经》云：'肾为欠为嚏'，又肾病者善伸数欠，颜黑，盖五志生火，动必关心，脏阴既伤，穷必及肾也。小麦为肝之谷，而善养心气，甘草、大枣甘润生阴，所以滋脏气而止其躁也。"

[连氏方论]

脏，心脏也。心虚血少，则发为脏躁，而致虚火内扰，心神不宁。本病虽有虚火，不宜苦降；又非大虚，无需大补。根据《素问·藏气法时论》"肝苦急，急食甘以缓之"，《灵枢·五味》"心病者，宜食麦"的治则，只宜以甘平之品缓肝之急，养心之气。方中重用小麦甘平，补养心气以安心神，肝心为子母之脏，小麦又能补养肝气，《别录》有小麦"养肝气"的记载，故为君药；甘草甘平，补养心气,和中缓急,为臣药;大枣甘温质润,益气和中,润燥缓急,为佐使药。药仅三味,而甘润滋养,具有养心安神,缓急和中之效。原方后注"亦补脾气",因三药均有补脾益气之功,且火为土母,心得所养,则火能生土,乃虚则补母之法;又见肝之病,知肝传脾,当先实脾,为肝虚治法,亦即《难经·第十四难》"损其肝者缓其中"之意也。

第十一章　治风剂

第一节　疏散外风

川芎茶调散
《太平惠民和剂局方》

[组成] 白芷　甘草煅　羌活各二两(各60克)　荆芥去梗　川芎各四两(各120克)　细辛去芦,一两(30克)　防风一两半(45克)　薄荷叶不见火,八两(250克)

[用法] 原方为细末,每服二钱,食后茶清调下。

现代用法:共为细末,每服6克,日服二次,饭后用茶叶水调下。亦可作汤剂,水煎服,用量按原方比例酌减。

[功效] 疏风止痛。

[主治] 外感风邪,偏正头痛,或恶寒发热,目眩鼻塞,舌苔薄白,脉浮者。

[名医方论]

张秉成《成方便读》:"治风邪上攻,留而不去,则成头风。或偏或正,作止无时。盛则憎寒壮热,或肝风上乘,头目晕眩等证。夫头痛久而不愈,即为头风……斯时如不先去风热,徒与滋水柔肝无益也。故以为薄荷之辛香,能清利头目,搜风散热者,以之为君;川芎、荆芥,皆能内行肝胆,外散风邪,其辛香走窜之性,用之治上,无往不宜,故以为臣;羌、防散太阳之风,白芷散阳明之风,以病在于巅,惟风药可到也,以之为佐;细辛宣邪达窍,甘草和药缓中,茶性苦寒,能清上而降下,以之为使也。食后服者,欲其留恋于上,勿使速下耳。"

[连氏方论]

《素问·太阴阳明论》说:"伤于风者,上先受之。"方中川芎辛温升散,善于祛风止痛,为治头痛要药,尤善治少阳、厥阴经头痛(两侧、巅顶痛),《本经》谓其"主中风入脑头痛",为君药;羌活辛苦温,表散风寒,善治太阳经头痛(后头痛牵连项部),白芷辛温,发表祛风,善治阳明经头痛(前额痛),《本草纲目》引李杲曰"头痛必用川芎,如不愈加各引经药,太阳羌活,阳明白芷",均为臣药;风为阳邪,善行数变,日久可郁而化热,故用大量薄荷辛凉散风,荆芥辛温,祛风而清头目,更有防风辛甘微温,善祛风邪,细辛辛温,祛风止痛,以上均为佐药;甘草和中益气,使升散不致耗气,且能调和诸药,茶清苦寒降火,上清头目,可监制风药之辛燥升散,使升中有降,均为使药。服于食后,是使药性留恋于上,不致速趋于下。本方集大队辛散之品,疏风而止头痛,正如《医方集解》所说:"头痛必用风药者,以巅顶之上,惟风可到也。"因本方君药为川芎,剂型为散剂,用茶清调服,故方名"川芎茶调散"。

<h1 style="text-align:center">牵正散</h1>
《杨氏家藏方》

[**组成**] 白附子　白僵蚕　全蝎去毒,各等分,并生用(各3克)

[**用法**] 上为细末。每服一钱,热酒调下,不拘时候。

现代用法:共为细末,每服3克,热酒或温开水送下;亦可作汤剂,水煎服,用量按原方比例酌情增减。

[**功效**] 祛风化痰。

[**主治**] 风痰阻络,口眼㖞斜,面部肌肉抽动。

[**名医方论**]

张秉成《成方便读》:"……此方所治口眼㖞斜无他证者,其为风邪在经,而无表里之证可知。故以全蝎色青善走者,独入肝经,风气通于肝,为搜风之主药;白附子辛散,能治头面之风;僵蚕之清虚,能解络中之风。三者皆治风之专药。用酒调服,以行其经,所谓同气相求,衰之以属也。"

[**连氏方论**]

本方证系风痰阻于头面经络所致。方中白附子辛甘温,散而能升,善祛风痰,治头面之风,为君药;僵蚕咸辛平,祛风化痰,全蝎辛平,息风镇痉,共为辅佐药;并用热酒调服,取酒性善走,宣通血脉,以助药势直达头面受病之所,为使药。诸药合用,力专效宏,可使风去痰消,经络通畅,则㖞斜之口眼自可牵正,故方以"牵正"名之。

活络丹（一名小活络丹）
《太平惠民和剂局方》

[**组成**] 川乌炮，去皮、脐　草乌炮，去皮、脐　地龙去土　天南星炮，各六两（各180克）乳香研　没药研，各二两二钱（各66克）

[**用法**] 原方为细末，入研药令匀，酒面糊为丸，如梧桐子大，每服二十丸，空心日午冷酒送下，荆芥茶下亦得。

现代用法：共为细末，酒面糊为丸，每丸重3克，每次服一丸，每日一至二次，空腹用陈酒或温开水送服。

[**功效**] 温经通络，搜风除湿，祛痰逐瘀。

[**主治**] 风寒湿邪留滞经络，流注手脚，筋脉挛急，屈伸不利，或疼痛游走不定。亦治中风后手足不仁，日久不愈，经络中有湿痰死血，腿臂间作痛者。

[**名医方论**]

1. 吴昆《医方考》："中风手足不用，日久不愈者，经络中有湿痰死血，此方主之。南星之辛烈，所以燥湿痰；二乌之辛热，所以散寒湿；地龙即蚯蚓也，湿土所生，用之者何？《易》曰：'方以类聚'，欲其引星、乌直达湿痰所聚之处，所谓同气相求也，亦《内经》'佐以所利，和以所宜'之意。邪风注于肢节，久久则血脉凝聚不行，故用乳香、没药以消瘀血。"

2. 张秉成《成方便读》："夫风之中于经也，留而不去，则与络中之津液气血浑合不分，由是卫气失其常道，络中之血，亦凝而不行，络中之津液，即结而为痰。经络中一有湿痰死血，即不仁，且不用，腿臂间痛，所由来也。然治络一法，较治腑治脏为难，非汤剂可以荡涤，必须用峻利之品，为丸以搜逐之。故以川乌、草乌直达病所，通行经络，散风邪，逐寒湿。而胆星即随其所到之处，建祛风豁痰之功。乳、没之芳香通络，活血行瘀；蚯蚓之蠕动善穿，用为引导。用酒丸、酒下，虽欲其缓，而仍欲其行也。"

[**连氏方论**]

风寒湿邪留滞经络，气血不得宣通，营卫失于流畅。方中制川乌、制草乌辛热有毒，温经散寒，祛风除湿，以通经络，共为君药；天南星苦辛温，有毒，祛络中风痰，且能燥湿，为臣药；乳香辛苦温、没药苦平，均能行气活血，化瘀定痛，为佐药；地龙咸寒，善通经络，有化瘀之功，且解草乌之毒，《蜀本草》谓其"解射罔毒"（据《本草纲目》记载："草乌头取汁，晒为毒药，射禽兽，故有射罔之称"），酒则善行善散，引导诸药直达病所，共为使药。诸药合用，使风寒湿邪、痰浊、瘀血尽祛，有活血通络之效，故方名"活络丹"。《素问·至真要大论》说"留者攻之""逸者行之"，此方是也。

第二节　平息内风

镇肝熄风汤
《医学衷中参西录》

[组成] 怀牛膝一两（30克）　生赭石一两，轧细（30克）　生龙骨五钱，捣碎（15克）
生牡蛎五钱，捣碎（15克）　生龟板五钱，捣碎（15克）　生杭芍五钱（15克）　玄参五钱（15克）　天冬五钱（15克）　川楝子二钱，捣碎（6克）　生麦芽二钱（6克）　茵陈二钱（6克）甘草钱半（4.5克）

[用法] 原方未著用法。

现代用法：水煎服。

[功效] 镇肝息风。

[主治] 内中风证，其脉弦长有力。或上盛下虚，头目时常眩晕，或脑中时常作痛发热，或目胀耳鸣，或心中烦热，或时常噫气，或肢体渐觉不利，或口眼渐形喝斜，或面色如醉，甚或眩晕，至于颠仆，昏不知人，移时始醒，或醒后不能复原，精神短少，或肢体痿废，或成偏枯。

[名医方论]

张锡纯《医学衷中参西录》："风名内中，言风自内生，非风自外来也。《内经》谓'诸风掉眩，皆属于肝'。盖肝为木脏，木火炽盛，亦自有风。此因肝木失和，风自肝起。又加以肺气不降，肾气不摄，冲气胃气又复上逆，于斯，脏腑之气化皆上升太过，而血之上注于脑者，亦因之太过，致充塞其血管而累及神经。其甚者，致令神经失其所司，至昏厥不省人事。西医名为脑充血证，诚由剖解实验而得也。是以方中重用牛膝以引血下行，此为治标之主药，而复深究病之本源。用龙骨、牡蛎、龟板、芍药以镇息肝风，赭石以降胃降冲，玄参、天冬以清肺气，肺中清肃之气下行，自能镇制肝木。……从前所拟之方，原止此数味，后因用此方效者固多，间有初次将药服下，转觉气血上攻而病加剧者，于斯加生麦芽、茵陈、川楝子，即无斯弊。盖肝为将军之官，其性刚果，若但用药强制，或转激发其反动之力。茵陈为青蒿之嫩者,得初春少阳生发之气,与肝木同气相求,泻肝热兼舒肝郁,实能将顺肝木之性。麦芽为谷之萌芽,生用之亦善将顺肝木之性使不抑郁。川楝子善引肝气下达,又能折其反动之力。方中加此三味,而后用此方者,自无他虞也。"

[连氏方论]

内中风,亦名类中风,言风自内生,非外来之风也。方中重用怀牛膝引血下行,使阳不上亢,又能滋补肝肾之阴,以治其本,代赭石降胃镇肝以平气血之冲逆,二味共为君药;龙骨、牡蛎、龟板、芍药潜阳镇逆,柔肝息风,玄参、天冬壮水涵肝,清金制木,正如张锡纯所说"肺中清肃之气下行,自能镇制肝木",以上诸药共助君药镇肝息风,为臣药;肝为将军之官,内藏相火,性喜条达而恶抑郁,若单纯镇肝,势必影响其条达之性,激动其相火,反使肝阳更加上升,故以茵陈禀初春少阳升发之气,能清肝热而疏肝郁,生麦芽善疏肝气,顺肝木之性使不抑郁,川楝子疏肝理气,又能清泄肝阳,共为佐药;甘草甘缓柔肝,调和诸药,与麦芽相配,二药皆善和胃,以减少金石药物碍胃之弊,为使药。全方重用潜镇清降,在此前提下略用疏肝之品,有降有升,以降为主,成为一首很好的镇肝息风之剂。

大定风珠
《温病条辨》

[组成] 生白芍六钱(18克) 阿胶三钱(9克) 生龟板四钱(12克) 干地黄六钱(18克) 麻仁二钱(6克) 五味子二钱(6克) 生牡蛎四钱(12克) 麦冬连心,六钱(18克) 炙甘草四钱(12克) 鸡子黄生,二枚(2枚) 鳖甲生,四钱(12克)

[用法] 原方水八杯,煮取三杯,去滓,入阿胶烊化,再入鸡子黄,搅令相得,分三次服。

现代用法:水煎去渣,入阿胶烊化,再入鸡子黄搅匀,温服。

[功效] 滋阴息风固脱。

[主治] 温病热邪久羁,热烁真阴,虚风内动,神倦瘈疭,脉气虚弱,舌绛苔少,时时欲脱者。

[名医方论]

吴瑭《温病条辨》:"此邪气已去八九,真阴仅存一二之治也。观脉虚苔少可知,故以大队浓浊填阴塞隙,介属潜阳镇定。以鸡子黄一味,从足太阴,下安足三阴,上济手三阴,使上下交合,阴得安其位,斯阳可立根基,俾阴阳有眷属一家之义,庶可不致绝脱欤!"

[连氏方论]

本方证乃因温邪久留,消烁真阴,或因误汗或因妄攻,重伤阴液所致。方中鸡子黄、阿胶滋阴养液以息内风,为君药;白芍、甘草、五味子酸甘化阴,滋阴柔肝,生地、麦冬、麻仁滋阴润燥,共为臣药;龟甲、鳖甲、牡蛎育阴潜阳息风,其中牡蛎并有镇摄固脱之效,共为佐药;炙甘草又能调和诸药,为使药。诸药合用,滋阴息风,且能固脱,为治疗虚风内动之良方。本方以大队滋阴药组成,君药鸡子黄宛如珠形,能息内风,故名"大定风珠"。

羚角钩藤汤
《重订通俗伤寒论》

[组成]羚角片钱半,先煎(4.5克)　霜桑叶二钱(6克)　京川贝四钱,去心(12克)　鲜生地五钱(15克)　双钩藤三钱,后入(9克)　滁菊花三钱(9克)　茯神木三钱(9克)　生白芍三钱(9克)　生甘草八分(2.4克)　淡竹茹五钱,鲜刮,与羚角先煎代水(15克)

[用法]原方未著用法。

现代用法:水煎服。

[功效]凉肝息风,增液化痰,舒筋通络。

[主治]肝经热盛动风,壮热不退,烦闷躁扰,甚则神昏,手足抽搐,发为痉厥,舌绛而干,或舌焦起刺,脉弦而数。

[名医方论]

1. 俞根初《重订通俗伤寒论》何秀山按:"肝藏血而主筋,凡肝风上翔,症必头晕胀痛,耳鸣心悸,手足躁扰,甚则瘛疭,狂乱痉厥,与夫孕妇子痫,产后惊风,病皆危险。故以羚、藤、桑、菊息风定痉为君;臣以川贝善治风痉,茯神木专平肝风;但火旺生风,风助火势,最易劫伤血液,尤必佐以芍、甘、鲜地,酸甘化阴,滋血液以缓肝急;佐以竹茹,不过以竹之脉络通人之脉络耳。此为凉肝息风,增液舒筋之良方,然惟便通者,但用甘咸静镇,酸泄清通,始能奏效。若便闭者,必须犀连承气,急泻肝火以息风,庶可救危于俄顷。"

2. 秦伯未《谦斋医学讲稿》:"本方原为邪热传入厥阴,神错搐搦而设。因热极伤阴,风动痰生,心神不安,筋脉拘急,故用羚羊、钩藤、桑叶、菊花凉肝息风为主;佐以生地、白芍、甘草甘酸化阴,滋液缓急;川贝、竹茹、茯神化痰通络,清心安神。由于肝病中肝热风阳上逆与此病机一致，故亦常用于肝阳重证，并可酌加石决明等潜镇。"

[连氏方论]

本方证乃由温热病邪传入厥阴，阳热亢盛，热盛动风所致。方中羚羊角入肝经，凉肝息风，钩藤清热平肝，息风镇痉，共为君药。桑叶疏散肝热，菊花平肝息风，助君药以清热息风，共为臣药。火旺生风，风火相煽，最易耗伤阴液，故用鲜生地、生白芍、生甘草酸甘化阴，增液缓急；邪热亢盛，每易灼津为痰，故用川贝、竹茹清热化痰；风火相煽，必上薄于心，故又有茯神木平肝息风，舒筋通络，宁心安神，以上共为佐药。生甘草又能调和诸药，兼以为使。诸药合用，共奏凉肝息风，增液化痰，舒筋通络之效。

地黄饮子
《黄帝素问宣明论方》

[组成] 熟干地黄　巴戟去心　山茱萸　石斛　肉苁蓉酒浸,焙　附子炮　五味子　官桂　白茯苓　麦门冬去心　菖蒲　远志去心,等分

[用法] 原方为末，每服三钱，水一盏半，生姜五片，枣一枚，薄荷五七叶，同煎至八分，不计时候。

现代用法：加生姜、大枣、薄荷适量，水煎服，用量按原方比例酌情增减。

[功效] 滋肾阴，补肾阳，开窍化痰。

[主治] 喑痱，舌喑不能言，足废不能用，足冷面赤，脉沉细弱者。

[名医方论]

1. 汪昂《医方集解》引《医贯》曰："观刘氏之论，则以风为末而以火为本。殊不知火之有余，水之不足也。刘氏原以补肾为本，观其地黄饮子可见矣。故治中风，又当以真阴虚为本。但阴虚有二，有阴中之水虚，有阴中之火虚。火虚者专以河间地黄饮子为主，水虚者当以六味地黄丸为主。果是水虚，辛热之药与参芪之品，俱不可加。……此是肾虚真阴失守，孤阳发越，若非桂附，何以追复其散失之元阳？！其痰涎上涌者，水不归元也；面赤烦渴者，火不归元也。惟桂、附能引火归元。水火既归其元，则水能生木，木不生风，而风自息矣。"

2. 王晋三《绛雪园古方选注》："饮，清水也，方名饮子者，言其煎有法也。喑痱之证，机窍不灵，升降失度，乃用一派重浊之药，务在药无过煎，数滚即服，取其轻清之气，易为升降，迅达经络，流走百骸，以交阴阳。"

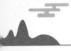

3. 费伯雄《医方论》:"……至其不用风药,正恐以风助火,故特为屏去,未可议之也。"

4. 张秉成《成方便读》:"夫中风一证,有真中,有类中。真中者,真为风邪所中也;类中者,不离阴虚、阳虚两条。如肾中真阳虚者,多痰多湿;真阴虚者,多火多热。阳虚者,多暴脱之证;阴虚者,多火盛之证。其神昏不语,击仆偏枯等证,与真中风似是而实非,学者不得不详审而施治也。此方所云少阴气厥不至,气者阳也,其为肾脏阳虚无疑矣。故方中以熟地、巴戟、山萸、苁蓉之类,大补肾脏之不足,而以桂、附之辛热,协四味以温养真阳;但真阳下虚,必有浮阳上僭,故以石斛、麦冬清之;火载痰升,故以茯苓渗之;然痰火上浮,必多堵塞窍道,菖蒲、远志能交通上下而宣窍辟邪;五味以收其耗散之气,使正有攸归;薄荷以搜其不尽之邪,使风无留着;用姜、枣者,和其营卫,匡正除邪耳。"

[连氏方论]

喑指语声不出,痱指足不履用。喑痱,同喑俳。《素问·脉解篇》说:"内夺而厥,则为喑俳,此肾虚也"。方中熟地黄滋补肾阴,为君药;山茱萸温肝固精,强阴助阳,肉苁蓉、巴戟天补肾壮阳,附子、肉桂温肾助阳,引火归原,以上共为臣药;君臣相协,足以温养下元,摄纳浮阳。石斛、麦冬、五味子滋阴敛液,使阴阳相交,以济于平,又足以制桂、附之温燥;心火暴甚,肾水虚衰,水泛为痰,堵塞窍道,故用菖蒲、远志、茯苓交通心肾,开窍化痰,以上共为佐药。少量薄荷收其不尽之邪,使风无留着,生姜、大枣和其营卫,扶正可以祛邪,共为使药。综观全方,上下并治,标本兼顾,而以治下治本为主。诸药合用,补而不留邪,温而不刚燥,共奏滋肾阴,补肾阳,开窍化痰之功,使下元得以温养,浮阳得以摄纳,心肾交通,窍开痰化,喑痱自愈。本方以地黄为君药,药无过煎,数滚即服,不计时候,取其轻清之气,易为升降,迅达经络,流走四肢百骸,以交阴阳,故名之曰"地黄饮子"。

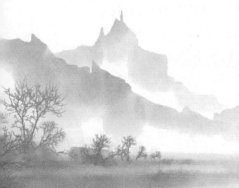

第十二章　治燥剂

第一节　清宣外燥

杏苏散
《温病条辨》

[组成] 苏叶(9克)　杏仁(9克)　半夏(6克)　茯苓(9克)　橘皮(4.5克)　前胡(6克)　苦桔梗(3克)　枳壳(4.5克)　甘草(3克)　生姜(3片)　大枣去核(3枚)[原方未著用量]

[用法] 原方未著用法。

现代用法:水煎服。

[功效] 清宣凉燥,宣肺化痰。

[主治] 外感凉燥,头微痛,恶寒无汗,咳嗽稀痰,鼻塞嗌塞,脉弦,苔白。

[名医方论]

1. 吴瑭《温病条辨》:"此苦温甘辛法也。外感燥凉,故以苏叶、前胡辛温之轻者达表;无汗脉紧,故加羌活辛温之重者,微发其汗。甘、桔从上开,枳、杏、前、苓从下降,则嗌塞鼻塞宣通而咳可止。桔、半、茯苓,逐饮而补肺胃之阳。以白芷易原方之白术者,白术中焦脾药也,白芷肺胃本经之药也,且能温肌肉而达皮毛。姜、枣为调和营卫之用。若表凉退而里邪未除,咳不止者,则去走表之苏叶,加降里之苏梗。泄泻腹满,金气太实之里证也,故去黄芩之苦寒,加术、朴之苦辛温也。"

2. 张秉成《成方便读》:"夫'燥淫所胜,平以苦温',即可见金燥之治法。《经》又云:'阳明之胜,清发于中,大凉肃杀,华英改容。'当此之时,人身为骤凉所束,肺气不舒,则周身气机为之不利,故见以上等证。方中用杏仁、前胡,苦以入肺,外则达皮毛而解散,内可降金令以下行;苏叶辛苦芳香,内能快膈,外可疏肌;凡邪束于表,肺气不降,则内之津液蕴聚为痰,故以二陈化之,枳、桔升

121

降上下之气,姜、枣协和营卫,生津液达腠理,且寓攘外安内之功,为治金燥微邪之一则耳。"

[连氏方论]

本方证乃因凉燥外袭,肺气不宣,痰湿内阻所致。方中杏仁苦温而润,宣肺止咳化痰,《本经》谓其"主咳逆上气",苏叶辛温,解肌发表,开宣肺气,使凉燥从表而解,二味共为君药;前胡苦辛微寒,疏风降气化痰,助杏、苏轻宣达表化痰,桔梗苦辛平,枳壳苦微寒,一升一降,助杏仁以宣肺气,共为臣药;半夏、橘皮、茯苓理气化痰,甘草合桔梗宣肺祛痰,为佐药;生姜、大枣调和营卫,为使药。诸药合用,共收发表宣化之功,以使表解痰化,肺畅气调。本方乃苦温甘辛之法,正合《素问·至真要大论》"燥淫于内,治以苦温,佐以甘辛"的理论。由此观之,凉燥之病,实乃秋令"小寒"为患,与寒邪所不同者,受邪较轻,且易于伤津化热耳。

桑杏汤
《温病条辨》

[组成] 桑叶一钱(3克) 杏仁一钱五分(4.5克) 沙参二钱(6克) 象贝一钱(3克) 香豉一钱(3克) 栀皮一钱(3克) 梨皮一钱(3克)

[用法] 原方水二杯,煮取一杯,顿服之,重者再作服。

现代用法:水煎服。

[功效] 清宣燥热,凉润肺金。

[主治] 外感温燥,头痛身热,口渴咽干鼻燥,干咳无痰,或痰少而黏,舌边尖红,苔薄白而燥,右脉数大。

[名医方论]

张秉成《成方便读》:"此因燥邪伤上,肺之津液素亏,故见右脉数大之象,而辛苦温散之法,似又不可用矣。止宜轻扬解外,凉润清金耳。桑乃箕星之精,箕好风,故善搜风,其叶轻扬,其纹象络,其味辛苦而平,故能轻解上焦脉络之邪。杏仁苦辛温润,外解风寒,内降肺气。但微寒骤束,胸中必为不舒,或痰或滞,壅于上焦,久而化热,故以香豉散肌表之客邪,宣胸中之陈腐,象贝化痰,栀皮清热,沙参、梨皮养阴降火,两者兼之,使邪去而津液不伤,乃为合法耳。"

[连氏方论]

本方证乃因温燥外袭,肺阴受灼所致。方中桑叶轻宣燥热,杏仁润燥止咳,共为君药；香豉助桑叶轻宣透热，象贝助杏仁止咳化痰，沙参润肺止咳生津，共为臣药；栀子皮质轻而入上焦，清泄肺热，梨皮清热润燥，止咳化痰，均为佐药。诸药合用，外以轻宣燥热，内以凉润肺金，乃辛凉之法，俾燥热除而肺津复，则诸症自愈。本方诸药用量较轻，吴氏认为"轻药不得重用，重用必过病所"，因"治上焦如羽，非轻不举"故也。

清燥救肺汤
《医门法律》

[**组成**] 桑叶经霜者，得金气而柔润不凋，取之为君，去枝梗，三钱（9克） 石膏煅，禀清肃之气，极清肺热，二钱五分（8克） 甘草和胃生金，一钱（3克） 人参生胃之津，养肺之气，七分（2克） 胡麻仁炒研，一钱（3克） 真阿胶八分（3克） 麦门冬去心，一钱二分（4克） 杏仁泡，去皮尖，炒黄，七分（2克） 枇杷叶一片，刷去毛，蜜涂，炙黄（3克）

[**用法**] 原方水一碗，煎六分，频频二三次滚热服。

现代用法：水煎服。

[**功效**] 清肺润燥。

[**主治**] 温燥伤肺，头痛身热，干咳无痰，气逆而喘，咽喉干燥，口渴鼻燥，胸满胁痛，舌苔薄白而燥，舌边尖红赤，脉虚大而数。

[**名医方论**]

1. 罗美《古今名医方论》引柯韵伯曰："古方用香燥之品以治气郁，不获奏效者，以火就燥也。惟缪仲醇知之，故用甘凉滋润之品以清金保肺立法。喻氏宗其旨，集诸润剂而制清燥救肺汤，用意深，取药当，无遗蕴矣。石膏、麦冬禀西方之色，多液而甘寒，培肺金主气之源，而气可不郁。土为金母，子病则母虚，用甘草调补中宫生气之源，而金有所恃。金燥则水无以食气而相生，母令子虚矣，取阿胶、胡麻黑色通肾者滋其阴，以上通生水之源而金始不孤。西方虚，则东方实矣，木实金平之。二叶禀东方之色，入通于肝，枇杷叶外应毫毛，固肝家之肺药，而经霜之桑叶，非肺家之肝药乎？损其肺者益其气，人参之甘以补气。气有余便是火，故佐杏仁之苦以降气，气降火亦降，而治节有权，气行则不郁，诸痿喘呕自除矣。要知诸气膹郁，则肺气必大虚，若泥于肺热伤肺之说而不用人参，必郁不开而火愈炽，皮聚毛落，喘而不休。此名之救肺，凉而能补之谓也。若谓实火可泻，而久服芩、连，反从火化，亡可立待耳！愚所以服膺此方而深赞之。"

2. 张秉成《成方便读》:"夫燥之一证,有金燥,有火燥,前已论之详矣。此方为喻氏独创,另具卓识,发为议论,后人亦无从置辨。虽其主治固无金燥、火燥之分,而细阅其方,仍从火燥一端起见,此必六淫火邪,外伤于肺,而肺之津液素亏,为火刑逼,是以见诸气膹郁、诸痿喘呕之象。然外来之火,非徒用清降可愈。《经》有'火郁发之'之说,故以桑叶之轻宣肌表者以解外来之邪,且此物得金气而柔润不凋,取之为君。石膏甘寒色白,直清肺部之火,禀西方清肃之气,以治其主病。肺与大肠为表里,火逼津枯,肺燥则大肠亦燥,故以杏仁、麻仁降肺而润肠。阿胶、麦冬以保肺之津液。人参、甘草以补肺之母气。枇杷叶苦平降气,除热消痰,使金令得以下行则膹郁喘呕之证皆可瘳矣。"

3. 任应秋《病机临证分析》:"此乃养胃以润肺燥之方。方用人参、甘草甘温以补胃气,气壮火自消。佐以石膏、麦冬、桑叶、阿胶、胡麻仁辈,使清肃令行,而壮火亦退。又佐以杏仁、枇杷叶之苦以降气,气降火亦降,而制节有权也。"

[连氏方论]

秋令气候干燥,燥热伤肺,气阴两伤。方中重用桑叶质轻性寒,宣透肺中燥热之邪,为君药。煅石膏辛甘而寒,极清肺热,助君药以治致病之源,为臣药。《难经·第十四难》说"损其肺者益其气",而胃土又为肺金之母,故用甘草培土生金,人参生胃津,养肺气,又有麻仁、阿胶、麦冬润肺滋液,肺得滋润,则治节有权。《素问·藏气法时论》说"肺苦气上逆,急食苦以泄之",故用杏仁、枇杷叶之苦以降泄肺气,气降则火降,而逆者不逆,咳者不咳,以上均为佐药。甘草又能调和诸药,以为使。如此,则肺金之燥热得以清润,肺气之上逆得以肃降,以救肺燥变生诸症,故名之曰"清燥救肺汤"。

第二节　滋润内燥

养阴清肺汤
《重楼玉钥》

[组成] 大生地二钱(12克)　麦冬一钱二分(7克)　生甘草五分(3克)　玄参钱半(9克)　贝母八分,去心(4.5克)　丹皮八分(4.5克)　薄荷五分(3克)　炒白芍八分(4.5克)

[用法] 原方未著用法。

现代用法:水煎服。

[功效] 养阴清肺,解毒散邪。

[主治] 白喉,喉间起白如腐,不易拭去,咽喉肿痛,初起或发热或不发热,鼻干唇燥,或咳或不咳,呼吸有声,似喘非喘,脉数无力,或细数。

[名医方论]

上海中医学院《方剂学》:"白喉属于燥热之邪,容易耗伤阴液,故本方以生地、麦冬、玄参三药合用(即增液汤)养阴润燥,为本方主药;丹皮、赤芍凉血清热,贝母散结润肺,甘草清热解毒,薄荷辛凉,透泄肺卫之热,是方中的辅助药。"

[连氏方论]

白喉一证,多由患者素体阴虚蕴热,复感燥气疫毒时邪,内燥与外燥相合而成。方中重用大生地养阴清热,为君药;玄参养阴生津,泻火解毒,麦冬养阴清肺,《珍珠囊》谓其"治肺中伏火",均为臣药;丹皮清热凉血,炒白芍益阴养血,贝母润肺化痰,清热散结,少量薄荷辛凉而散,疏表利咽,以上均为佐药;生甘草泻火解毒,调和诸药,为使药。合而成方,具有养阴清肺,解毒散邪之功。

百合固金汤
《医方集解》引赵蕺庵方

[组成] 生地黄二钱(6克) 熟地黄三钱(9克) 麦冬钱半(4.5克) 百合 芍药炒 当归 贝母 生甘草各一钱(各3克) 元参 桔梗各八分(各2.4克)

[用法] 原方未著用法。

现代用法:水煎服。

[功效] 养阴清热,润肺化痰。

[主治] 肺肾阴亏,虚火上炎,咽喉燥痛,咳嗽气喘,痰中带血,五心烦热,舌红少苔,脉细数。

[名医方论]

汪昂《医方集解》:"此手太阴、足少阴药也。金不生水,火炎水干,故以二地助肾滋水退热为君,百合保肺安神,麦冬清热润燥,元参助二地以生水,贝母散肺郁而除痰,归、芍养血兼以平肝,甘、桔清金,成功上部。皆以甘寒培元清本,不欲以苦寒伤生发之气也。"

[连氏方论]

本方证源由肺肾阴亏所致。方中百合甘苦微寒,养阴清热,润肺止咳;生地黄甘苦寒,养阴清热;熟地黄甘微温,滋阴补血,以上共为君药。麦冬甘寒,助百合养阴清热,润肺止咳;玄参咸寒,助二地滋阴壮水,以制虚火,均为臣药。金虚不能制木,木火盛则刑金,故用当归、白芍养血和血兼以平肝;贝母润肺止咳化痰,均为佐药。生甘草清热泻火,调和诸药;少量桔梗合甘草清利咽喉,且载诸药上浮,为肺经引经药,共为使药。合而成方,滋阴润肺,金水并调,可使阴液渐充,虚火自靖,以达到固护肺金之目的,故名曰"百合固金汤"。

麦门冬汤
《金匮要略》

[**组成**] 麦门冬七升(30克)　半夏一升(6克)　人参三两(9克)　甘草二两(6克)　粳米三合(15克)　大枣十二枚(四枚)

[**用法**] 原方六味,以水一斗二升,煮取六升,温服一升,日三夜一服。
现代用法:水煎服。

[**功效**] 润肺益胃,降逆下气。

[**主治**] 肺痿,咳唾涎沫,短气喘促,咽喉干燥,舌干红少苔,脉虚数。

[**名医方论**]

1. 吴谦《医宗金鉴·删补名医方论》引喻昌曰:"此方治胃中津液干枯,虚火上炎,治本之良法也。夫用降火之药而火反升,用寒凉之药而热转炽者,徒知与火热相争,弗知补正气以生津液,不惟无益而反害之矣。凡肺病有胃气则生,无胃气则死。胃气者,肺之母气也。《本草》有知母之名,谓肺借其清凉,知清凉为肺之母也。又有贝母之名,谓肺借其豁痰,豁痰为肺之母也。然屡施于火逆上气,咽喉不利之证而屡不应者,名不称矣。孰知仲景妙法,于麦冬、人参、甘草、大枣、粳米大补中气以生津液队中,又增入半夏辛温之味,以开胃行津而润肺,岂特用其利咽下气哉!顾其利咽下气,非半夏之功,实善用半夏之功也。"

2. 费伯雄《医方论》:"半夏之性,用入温燥药中则燥,用入清润药中,则下气而化痰。胃气开通,逆火自降,与徒用清寒者,真有霄壤之别。"

3. 张秉成《成方便读》:"夫肺与胃之气,皆以下行为顺,上行为逆。若肺胃阴伤,虚火内动,则气上逆矣。气上逆则痰涎随之,于是咽喉不利所由来也。麦冬甘苦而寒,养肺胃之阴而降火,故以为君;然胃者肺之母也,为水谷之海,后天之源,凡人有胃气则生,无胃气则死,故人之生气出于胃中,虽阴虚火逆,不可纯用甘寒润降之品,有伤生气。故以参、甘、枣、米等药,甘温润泽,益气生阴,补而不燥,用麦冬即可大补中气,大生津液。而以半夏辛温之品参赞其间,可以利咽喉,散结气,行痰降逆,以之为臣,然后立方之功,益彰其大耳!"

[连氏方论]

本方所治之肺痿,其病在肺,其源在胃,以土为金母,胃主津液。胃津不足,虚火上炎,灼伤肺阴。且肺为娇脏,为胃土之子,胃中津液不输于肺,肺失濡养,津枯肺燥,遂致肺叶日渐枯萎。方中重用麦门冬甘寒清润,入肺、胃经,养阴生津,滋液润燥,以清虚热,为君药;臣以人参、甘草、粳米、大枣益胃气,养胃阴,中气充盛,则津液自能上归于肺,于是肺得其养,即所谓"培土生金";佐以少量半夏降逆下气,化其涎沫,虽属辛温之性,但与大量麦门冬配伍,则不嫌其燥,且麦门冬得半夏,则滋而不腻,相反相成;其中甘草并能润肺利咽,调和诸药,以为使。药仅六味,主从有序,润降得宜。合而成方,生胃津,润肺燥,下逆气,止浊唾,乃虚则补母之法也。

增液汤
《温病条辨》

[组成] 元参一两(30克)　麦冬连心,八钱(24克)　细生地八钱(24克)

[用法] 原方水八杯,煮取三杯,口干则与饮令尽。不便,再作服。
现代用法:水煎服。

[功效] 增液润燥。

[主治] 阳明温病,津液不足,数日不大便,口渴,舌干红,脉细微数或沉而无力。

[名医方论]

1. 吴瑭《温病条辨》:"温病之不大便,不出热结、液干二者之外。其偏于阳邪炽甚,热结之实证,则从承气法矣;其偏于阴亏液涸之半虚半实证,则不可混施承气,故以此法代之。独取元参为君者,元参味苦咸微寒,壮水制火,通二便,启肾水上潮于天,其能治液干,固不待言,《本经》称其主治腹中寒热积聚,其并能解热结可知。麦冬主治心腹结气,伤中伤饱,胃络脉绝,羸瘦短气,亦系能补能润能通之品,故以为之佐。生地亦主寒热积聚,逐血痹,用细者,取其补而不腻,兼能走络也。三者合用,作增水行舟之计,故汤名增液,但非重用不为功。"

2. 秦伯未《谦斋医学讲稿》："单用生地、玄参、麦冬为增液汤,治阴虚便秘,以补药之体,作泻药之用,既可去实,又能护虚,为温病开一大法门。"

[连氏方论]

阳明包括胃肠。阳明温病不大便,不出热结、液干二途,须分虚实治疗。其偏于阳邪炽盛,热结之实证,则用承气汤急下存阴;其偏于热病耗损津液,液涸肠燥,传导失司,《温病条辨》所谓"液干多而热结少""水不足以行舟,而结粪不下者",则不可用承气汤重竭其津。方中重用玄参苦咸寒,养阴清热,增液润燥,为君药;麦冬甘寒,增液润燥;细生地甘苦寒,养阴润燥,补而不腻,共为辅佐药。三药合用,养阴增液,使肠燥得润,大便自下,故名之曰"增液汤"。本方乃咸寒苦甘法,为增水行舟之计,然非重用不为功。

第十三章　消导化积剂

保和丸
《丹溪心法》

[**组成**] 山楂六两（180克）　神曲二两（60克）　半夏　茯苓各三两（各90克）　陈皮　连翘　萝卜子各一两（各30克）

[**用法**] 原方为末，炊饼丸如梧子大，每服七八十丸，食远白汤下。

现代用法：共为末，水泛为丸，每服6~9克，温开水或炒麦芽汤送下。亦可作汤剂，水煎服，用量按原方比例酌减。

[**功效**] 消食和胃。

[**主治**] 食积停滞，胸膈痞满，腹胀时痛，嗳腐吞酸，恶食呕吐，或大便泄泻，舌苔厚腻而黄，脉滑。

[**名医方论**]

1. 吴昆《医方考》："饮食内伤，令人恶食者，此丸主之。伤于饮食，故令恶食，诸方以厉药攻之，是伤而复伤也。是方药味平良，补剂之例也，故曰保和。山楂甘而酸，酸胜甘，故能去肥甘之积；神曲甘而腐，腐胜焦，故能化炮炙之腻；卜子辛而苦，苦下气，故能化面物之滞；陈皮辛而香，香胜腐，故能消陈腐之气；连翘辛而苦，苦泻火，故能去积滞之热；半夏辛而燥，燥胜湿，故能消水谷之气；茯苓甘而淡，淡能渗，故能利湿伤之滞。"

2. 张秉成《成方便读》："此为食积痰滞，内瘀脾胃，正气未虚者而设也。山楂酸温性紧，善消腥膻油腻之积，行瘀破滞，为克化之药，故以为君。神曲系蒸窨而成，其辛温之性，能消酒食陈腐之积。莱菔子辛甘下气而化面积，麦芽咸温消谷用行瘀积，二味以之为辅。然痞坚之处，必有伏阳，故以连翘之苦寒，散结而清热。积郁之凝，必多痰滞，故以二陈化痰而行气。此方虽纯用消导，毕竟是平和之剂，故特谓之保和耳。"

[**连氏方论**]

"六腑者，传化物而不藏"（《素问·五藏别论》）。暴饮暴食，恣啖酒肉油腻

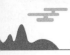

面食之类,食积于中,而为伤食之证。故方中重用山楂酸甘微温,善消肉食油腻之积,《本草纲目》谓其"化饮食,消肉积",故为君药。臣以神曲甘辛而温,消食和胃,能化酒食陈腐之积;萝卜子辛甘下气,长于消面食之积,宽畅胸膈,消除胀满。以上三药合用,可消化各种饮食积滞。食积中焦,生湿生痰,佐以半夏辛温,燥湿祛痰,下气散结;陈皮辛苦温,燥湿化痰,理气和中;茯苓甘平,健脾和中,化痰利湿;食积停滞,郁而化热,又以连翘苦寒芳香,散结清热。诸药配伍,使食积消化,胃气因和。本方虽以消导为主,但药性平和,故以"保和"名之。

木香槟榔丸
《儒门事亲》

[组成] 木香　槟榔　青皮　陈皮　广茂(即莪术)烧　黄连麸炒,以上各一两 (各30克)　黄柏　大黄各三两(各90克)　香附子炒　牵牛各四两(各120克)

[用法] 原方为细末,水丸如小豆大,每服三十丸,食后生姜汤送下。

现代用法:为细末,水泛为丸,每服 6 克,日服 2~3 次,生姜汤或温开水送下。

[功效] 行气导滞,攻积泄热。

[主治] 积滞内停,脘腹痞满胀痛,大便秘结,以及赤白痢疾,里急后重,舌苔黄腻,脉实者。

[名医方论]

吴昆《医方考》:"痢疾初作,里急后重,肠胃中有积滞者,此丸主之。《内经》曰:湿淫所胜,平以苦热,故用木香;热者寒之,故用黄连、黄芩、黄柏;抑者散之,故用青、陈、香附;强者泻之,故用大黄、丑末;逸者行之,故用槟榔、枳壳;留者攻之,故用莪术、三棱;燥者濡之,故用当归。是方也,惟质实者堪与之,虚者非所宜也,故曰:虚者十补,勿一泻之。"

[连氏方论]

饮食不节,积滞内停,气机壅阻,传化失常。方中木香辛苦温,乃三焦气分之药,能升降诸气,尤长于行肠胃滞气;槟榔苦辛温,入脾、胃、大肠经,下气最捷,二味合用,行气导滞,能消脘腹胀满,且除里急后重,共为君药。牵牛、大黄苦寒泄热,攻积导滞,泻下之力强大,共为臣药。青皮破气化滞,陈皮理气燥湿;香附理气,得木香则疏滞和中;莪术行气破血,消积止痛,善治饮食不消,脘腹疼痛;黄连、黄柏清热燥湿,且又止痢,以上均为佐药。综观全方,以木香槟榔为方名,且多用行气药物,立方之意,是以行气导滞为主,兼以攻积泄热。使气机通畅,积滞得下,湿清热化,诸症自除。

枳术丸
《内外伤辨惑论》引张元素方

[**组成**] 白术二两(60克)　枳实麸炒黄色,去穰,一两(30克)

[**用法**] 原方同为极细末,荷叶裹烧饭为丸,如梧桐子大,每服五十丸,多用白汤下无时。

现代用法:丸剂,每服6~9克,温开水送下。亦可作汤剂,水煎服,用量按原方比例酌减。

[**功效**] 健脾消痞。

[**主治**] 脾胃虚弱,饮食不消,心下痞闷。

[**名医方论**]

罗美《古今名医方论》:"东垣曰:白术苦甘温,其苦味除胃中之湿热,其甘温补脾家之元气,多于枳实一倍。枳实味苦温,泄心下痞闷,消胃中所伤。此药下胃,所伤不能即去,须一二时许,食乃消化。先补虚而后化所伤,则不峻利矣。荷叶状如仰盂,于卦为震,正少阳肝胆之气,饮食入胃,营气上行,即此气也,取之以生胃气。更以煨饭和药,与术协力,滋养谷气而补脾胃,其利大矣。若用食药下之,传变诸症不可胜数。按东垣此方源出《金匮》,然一急一缓,一行一补,其用有不同者。"

[**连氏方论**]

脾主运化,胃主受纳。方中白术苦甘温,健脾除湿,以助运化,为君药。臣以枳实苦微寒,下气化滞,散积消痞。白术用量重于枳实一倍,则以补为主,寓消于补之中,"本意不取其食速化,但令人胃气强实不复伤也"(《内外伤辨惑论》)。复以荷叶烧饭升养脾胃清气,以助白术健脾补胃;且与枳实相伍,一升清,一降浊,清升浊降,气机调畅,痞闷自消,正合"脾宜升则健,胃宜降则和"之理,为佐使药。本方消补兼施,以补为主;升降并用,以升为主,简当有法,切勿以其平易而忽之。

失笑丸（一名枳实消痞丸）
《兰室秘藏》

[**组成**] 干生姜—钱(3克)　炙甘草　麦芽面　白茯苓　白术以上各二钱(各6克)　半夏曲　人参以上各三钱(各9克)　厚朴四钱,炙(12克)　枳实　黄连以上各五钱(各15克)

[**用法**] 原方为细末,汤浸蒸饼为丸,如梧桐子大,每服五七十丸,白汤下,食远服。

现代用法:水泛为丸或蒸饼糊丸,每服6~9克,日服二次,温开水送下;亦可作汤剂,水煎服,用量按原方比例酌情增减。

[**功效**] 消痞除满,健脾和胃。

[**主治**] 脾胃虚弱,寒热互结,心下痞满,不欲饮食,肢体困倦,苔腻而黄。

[**名医方论**]

1. 吴昆《医方考》:"痞与否同,不通泰也。《易》曰:'天地不交而成否'。故肺气不降,脾气不运,升降不通,而名痞也。脾为邪气乘之,不足以胜谷,故令恶食。脾者卑脏,役气于四肢而后肢体强健,脾病则不能致气于肢体,故令懒倦。弦,肝脉也。木来克土,故令右关脉弦。是方也,枳实、黄连、厚朴之苦,可以下气;半夏曲、干生姜之辛,可以行滞;人参、甘草、白术、茯苓之甘,可使健脾。麦蘗善消,则可以推陈而致新矣。是疾也,功在慎口。《经》曰:'阴之五宫,伤在五味',奈何不慎乎!"

2. 张秉成《成方便读》:"夫满而不痛者为痞。痞属无形之邪,自外而入,客于胸胃之间,未经有形之痰血饮食互结,仅与正气搏聚一处为患。故以黄连、干姜并用,一辛一苦,一散一降,则无论寒热之邪,皆可开泄,二味实为治痞之主药。然痞结于中,则气壅湿聚,必渐至痰食交阻,故以枳实破气,厚朴散湿,麦芽化食,半夏行痰,自无胶固难愈之势。但邪之所凑,其气必虚,故必以四君子坐镇中州,祛邪扶正,并驾齐驱。故此方无论虚实之痞,皆可治之。用蒸饼糊丸者,以谷气助脾胃之蒸化耳。"

[**连氏方论**]

脾胃素虚,升降失司,寒热互结,气壅湿聚,渐至痰食交阻,以致心下痞满。方中重用枳实苦微寒,入脾胃经,散积消痞,为君药。厚朴苦辛温,下气除满,为臣药。二味合用,针对主证心下痞满而设,以增强消痞除满之效。佐以黄连苦寒,清热燥湿,泻心除痞,半夏曲辛温,燥湿祛痰,消痞散结,少量干姜大辛大热,温中散寒,三味相伍,辛开苦降,共助枳、朴散结消痞;又有麦芽面咸平,消食和中;然而邪之所凑,其气必虚,故以人参、白术、茯苓、炙甘草补气健脾,扶正祛邪。其中炙甘草并能调和诸药,又为使药。用蒸饼糊丸,取其养脾胃,助消化。综观全方,以枳、朴、黄连的用量为最重,故着重于下气消痞,苦辛通降;至于参、术、苓、草仅为扶正祛邪而设,务使消不伤正,补不碍邪,共奏消痞除满、健脾和胃之功。

鳖甲煎丸
《金匮要略》

[**组成**] 鳖甲十二分,炙(90克)　乌扇(即射干)三分,烧(22.5克)　黄芩三分(22.5克)　柴胡六分(45克)　鼠妇(即地虱)三分,熬(22.5克)　干姜三分(22.5克)　大黄三分(22.5克)　芍药五分(37.5克)　桂枝三分(22.5克)　葶苈一分,熬(7.5克)　石韦3分,去毛(22.5克)　厚朴三分(22.5克)　牡丹五分,去心(37.5克)　瞿麦二分(15克)　紫葳(即凌霄花)三分(22.5克)　半夏一分(7.5克)　人参一分(7.5克)　䗪虫五分,熬(37.5克)　阿胶三分,炙(22.5克)　蜂窠四分,炙(30克)　赤硝十二分(90克)　蜣螂六分,熬(45克)　桃仁二分(15克)

[**用法**] 原方二十三味,为末,取煅灶下灰一斗,清酒一斛五斗,浸灰,候酒尽一半,着鳖甲于中,煮令泛烂如胶漆,绞取汁,内诸药,煎为丸,如梧子大,空心服七丸,日三服。

现代用法:用黄酒适量,先煎鳖甲取汁,余药共研末,与药汁共煎为小丸,如梧桐子大,空腹每服3~6克,日服三次,温开水送下。

[**功效**] 消癥化积。

[**主治**] 疟疾日久不愈,左胁下结为癥瘕,名曰疟母。亦治癥积结于胁下,按之坚硬,推之不移,或时作疼痛,或时有寒热者。

[**名医方论**]

程云来《金匮要略直解》:"《内经》曰:'坚者削之,结者行之'。以鳖甲主癥瘕寒热,故以为君;邪结于血分者,用大黄、芍药、䗪虫、桃仁、赤硝、牡丹、鼠妇、紫葳攻逐瘀血为臣;邪结于气分者,厚朴、半夏、石韦、葶苈、瞿麦、乌扇、蜂房、蜣螂下气利小便为佐;调寒热和阴阳则有黄芩、干姜,通营卫则有桂枝、柴胡,和气血则有阿胶、人参,六味又用之以为使也。结得温则行,灶灰之温,清酒之热,所以制同诸药而逐癥瘕疟母。《内经》:'治有缓急,方有大小',此急治大方也。"

[连氏方论]

　　疟母之成,每因疟邪久踞少阳,正气渐衰,邪着不去所致。久疟不愈,寒热痰湿之邪与气血相搏,留于左胁之下,则结为癥瘕,名曰疟母。《素问·至真要大论》说:"坚者削之,客者除之,结者散之,留者攻之。"方中重用鳖甲咸平,软坚散结消癥,《本经》谓其"主心腹癥瘕坚积,寒热",故为君药。臣以大黄、芍药、蟅虫、桃仁、赤硝、牡丹、鼠妇、蜂窠、蜣螂、紫葳破血攻瘀,行其血分之瘀结。佐以厚朴、半夏、葶苈、乌扇下气祛痰,行其气分之结滞;石韦、瞿麦利水导湿,从小便而出;柴胡、桂枝通达营卫,散结行瘀;干姜、黄芩和其阴阳,平调寒热;人参、阿胶益气养血,扶正固本。至于煅灶下灰性温走气,清酒性热走血,又能协同诸药共奏消癥化积之功,为使药。本方寒热并用,攻补兼施,理气理血,祛痰祛湿,诸法兼备,确为急治大方。原方"空心服七丸,日三服",又取其缓而化之,徐除癥瘕。

第十四章 理气剂

第一节 行　气

越鞠丸（又名芎术丸）
《丹溪心法》

[**组成**] 苍术　香附　川芎　神曲　栀子各等分（各9克）

[**用法**] 原方为末，水丸如绿豆大。

现代用法：水泛为丸，每服6克，日服2次，温水送下；或作汤剂，水煎服，用量按原方比例酌定。

[**功效**] 行气解郁。

[**主治**] 气、血、痰、火、湿、食六郁，胸膈痞闷，脘腹胀痛，吞酸呕吐，饮食不消，苔腻略黄。

[**名医方论**]

1. 吴昆《医方考》："越鞠者，发越鞠郁之谓也。香附理气郁，苍术开湿郁，抚芎调血郁，栀子治火郁，神曲疗食郁，此以理气为主，乃不易之品也。若主湿郁加白芷、茯苓，主热郁加青黛，主痰郁加南星、海石、瓜蒌，主血郁加桃仁、红花，主食郁加山楂、砂仁，此因病而变通也。如春加防风，夏加苦参，秋冬加吴茱萸，乃《经》所谓升降浮沉则顺之，寒热温凉则逆之耳。"

2. 吴谦《医宗金鉴·删补名医方论》："夫人以气为本，气和则上下不失其度，运行不停其机，病从何生？若饮食不节，寒温不适，喜怒无常，忧思无度，使冲和之气升降失常，以致胃郁不思饮食，脾郁不消水谷，气郁胸腹胀满，血郁胸膈刺痛，湿郁痰饮，火郁为热，及呕吐恶心，吞酸吐酸，嘈杂嗳气，百病丛生。故用香附以开气郁，苍术以除湿郁，抚芎以行血郁，山栀以清火郁，神曲以消食郁。此朱震亨因五郁之法而变通者也。五药相须，共收五郁之效。然当问何郁病甚，便当以何药为主。至若气虚加人参，气痛加木香，郁甚加郁金，懒食加谷蘖,胀加厚朴,痞加枳实,呕痰加姜夏,火盛加萸连,则又存乎临证者之详审也。"

3. 费伯雄《医方论》:"凡郁病必先气病,气得流通,郁于何有?此方注云:统治六郁,岂有一时而六郁并集者乎?须知古人立方,不过昭示大法,气郁者香附为君,湿郁者苍术为君,血郁者川芎为君,食郁者神曲为君,火郁者栀子为君,相其病在何处,酌量加减,方能得古人之意而不泥古人之方。读一切方书,皆当如是观。"

[连氏方论]

朱丹溪说:"气血冲和,万病不生;一有怫郁,诸病生焉。"本方立意,重在行气解郁,使气行则血行,气畅则痰、火、湿、食诸郁亦易消解。方中香附行气解郁,以治气郁,故为君药;川芎活血行气,以治血郁,苍术燥湿运脾,以治湿郁,神曲消食和胃,以治食郁,栀子清热泻火,以治火郁,且能监制诸药温燥之性,使郁解而不助火热,均为辅佐药。气顺血和,湿火清而食滞化,痰郁亦因之而解,故不用化痰药物,乃治病求本之意。全方五味药物而能统治六郁,发越郁结之气,故方以"越鞠"名之。

金铃子散
《素问病机气宜保命集》

[组成] 金铃子　延胡索各一两(各30克)

[用法] 原方为细末,每服三钱,酒调下。

现代用法:为末,每服9克,酒或温开水送下。亦可作汤剂,水煎服,用量按原方比例酌定。

[功效] 疏肝泄热,行气止痛。

[主治] 肝气郁滞,气郁化火,脘腹胁肋疼痛,或痛经,疝气痛,时发时止,烦躁,食热物而痛益甚,脉弦数,舌红苔黄。

[名医方论]

1. 张璐《本经逢原》:"金铃子能降火逆,延胡索能散结血,功胜失笑散,而无腥秽伤中之患。"

2. 王晋三《绛雪园古方选注》:"金铃子散,一泄气分之热,一行血分之滞。《雷公炮炙论》云:'心痛欲死,速觅延胡'。洁古复以金铃治热厥心痛。经言诸痛皆属于心,而热厥属于肝逆,金铃子非但泄肝,功专导去小肠膀胱之热,引心包相火下行;延胡索和一身上下诸痛。时珍曰:'用之中的,妙不可言',方虽小制,配合存神,却有应手取愈之功,勿以淡而忽之。"

3. 秦伯未《谦斋医学讲稿》:"本方主治肝气肝火郁滞,胁痛、少腹胀痛。方仅两药,用量相等,而以金铃子为名,说明以疏肝气、泄肝火为主。金铃子只能走气分,并且偏于苦寒,配合延胡辛温活血,亦能行气止痛。"

[连氏方论]

肝主疏泄,又为藏血之脏,其经脉过阴器,抵小腹,挟胃,属肝,络胆,上贯膈,布胁肋。金铃子又名川楝子,味苦性寒,疏肝泄热,理气止痛,为君药;延胡索味辛性温,活血行气止痛,为辅佐药。二药合用,为治疗肝郁化火,气滞血郁诸痛的常用方剂。

半夏厚朴汤
《金匮要略》

[组成] 半夏一升(9克) 厚朴三两(9克) 茯苓四两(12克) 生姜五两(15克)干苏叶二两(6克)

[用法] 原方五味,以水七升,煮取四升,分温四服,日三夜一服。

现代用法:水煎服。

[功效] 行气开郁,降逆化痰。

[主治] 七情郁结,痰涎凝聚,咽中如有物阻,咯吐不出,吞咽不下,或胸闷气急,或咳或呕,苔白润或白腻。

[名医方论]

1. 尤在泾《金匮要略心典》:"此凝痰结气,阻塞咽嗌之间。《千金》所谓咽中帖帖,如有炙肉,吞不下,吐不出者是也。半夏、厚朴、生姜,辛以散结,苦以降逆;茯苓佐半夏利痰气;紫苏芳香,入肺以宣其气也。"

2. 吴谦《医宗金鉴·订正仲景全书金匮要略注》:"咽中如有炙脔,谓咽中有痰涎,如同炙肉,咯之不出,咽之不下者,即今之梅核气病也。此病得于七情郁气,凝涎而生。故用半夏、厚朴、生姜,辛以散结,苦以降逆,茯苓佐半夏以利饮行涎,紫苏芳香,以宣通郁气,俾气舒涎去,病自愈矣。此证男子亦有,不独妇人也。"

[连氏方论]

人有郁气则津液不行,积为痰涎,与气相搏,逆于咽喉之间,遂致咽中如有物阻,吐之不出,吞之不下,即所谓梅核气。方中半夏降逆化痰,下气散结,厚朴下气燥湿,共为君药;茯苓化痰渗湿,苏叶行气散郁,生姜化痰降逆,且解半夏之毒,均为辅佐药。诸药合用,行气开郁,降逆化痰,则痰气郁结之证,自可消解。

栝楼薤白白酒汤
《金匮要略》

[组成] 栝楼实一枚,捣(15克)　薤白半升(9克)　白酒七升(适量)

[用法] 原方三味,同煮,取二升,分温再服。

现代用法:水煎服。

[功效] 通阳散结,行气祛痰。

[主治] 胸痹,喘息咳唾,胸背痛,短气,舌苔白腻,脉沉迟或紧。

[名医方论]

1. 尤在泾《金匮要略心典》:"胸中,阳也,而反痹,则阳不用矣……是当以通胸中之阳为主。薤白、白酒,辛以开痹,温以行阳;栝楼实者,以阳痹之处,必有痰浊阻其间耳。"

2. 吴谦《医宗金鉴·订正仲景全书金匮要略注》:"胸背者,心肺之宫城也,阳气一虚,诸寒阴邪得以乘之,则胸背之气痹而不通,轻者病满,重者病痛,理之必然也,喘息、咳唾、短气证之必有也。主之以栝蒌薤白白酒汤者,用辛以开胸痹,用温以行阳气也。"

[连氏方论]

痹者,闭也。所谓胸痹,即胸中气机闭阻不行。所以然者,因诸阳受气于胸中而转行于背,胸阳不振,津液不能输布,凝滞为痰。痰阻气机,则胸背之气痹而不通,导致胸痛或胸痛彻背。方中栝楼甘寒,开胸散结,行气祛痰,《别录》谓其"治胸痹",故为君药;薤白辛苦温,滑利通阳,下气散结,《本草纲目》谓其"治胸痹刺痛",为臣药;白酒辛温,助药势上行,以增强栝楼、薤白通阳散结之效,为佐使药。诸药合用,使胸中阳气宣通,痰浊祛除,则胸痹自愈。

第二节　降　气

四磨汤
《济生方》

[**组成**] 人参(9克)　槟榔(9克)　沉香(3克)　天台乌药(9克)各等分

[**用法**] 原方四味,各浓磨水,和作七分盏,煎三五沸,放温服。

现代用法:水煎服,用量按原方比例酌情增减。

[**功效**] 破滞降逆,兼以扶正。

[**主治**] 七情伤感,上气喘息,妨闷不食。

[**名医方论**]

1. 汪昂《医方集解》:"此手太阴药也。气上宜降之,故用槟榔、沉香;气逆宜顺之,故用乌药;加人参者,降中有升,泻中带补,恐伤其气也。大实者仍宜枳壳。"

2. 吴谦《医宗金鉴·删补名医方论》引王又原曰:"经云:圣人啬气如持至宝,庸人役物而反伤太和,此七情随所感皆能为病。然壮者气行而愈,弱者气著为病。愚者不察,一遇上气喘息,满闷不食,谓是实者宜泻,辄投破耗等药,得药非不暂快,初投之而应,投之久而不应矣。夫呼出为阳,吸入为阴,肺阳清肃,则气下行;肾阴宁谧,则气归摄,不复散而上逆矣。若正气既衰,即欲削坚破滞,则邪气难伏,法当用人参先补正气,沉香纳之于肾,而后以槟榔、乌药从而导之,所谓实必顾虚,泻必先补也。四品气味俱厚,磨则取其气味俱足,煎则取其气味纯和,气味齐到,效如桴鼓矣。"

3. 秦伯未《谦斋医学讲稿》:"本方主治肝气横逆,上犯肺脏,旁及脾胃,引起上气喘息,胸懑不食,甚至气噎昏厥。用沉香为主,槟榔、乌药从而导之,降气行气,力量专一。用人参者,恐诸药耗散正气。若去人参,加木香、枳壳,即'五磨饮子',就成为单纯的调气方了。"

[**连氏方论**]

七情伤感则肝气横逆,上犯肺脏则上气喘息,旁及脾胃则妨闷不食。其发病之标在肺与脾胃,发病之本则在于肝。本方用沉香为君药,温而不燥,行而不泄,既可降逆气,又可纳肾气,使气不复上逆;槟榔破气降逆,乌药顺气降逆,共助沉香以降逆气,共为臣药;但降气破气之品,每易耗损正气,故又佐以人参益气扶正,使逆气可降而正气不伤。原方四味均磨水煎服,则力专效速,故名之曰"四磨汤"。

苏子降气汤
《太平惠民和剂局方》

[组成] 紫苏子　半夏汤洗七次,各二两半(各9克)　川当归去芦,两半(6克)　甘草燧,二两(6克)　前胡去芦　厚朴去粗皮,姜汁拌炒,各一两(各4.5克)　肉桂去皮,一两半(3克)(一方有陈皮去白,一两半)

[用法] 原方为细末,每服二大钱,水一盏半,入生姜三片、枣子一个、苏五叶,同煮至八分,去滓热服,不拘时候。

现代用法:加生姜3片、大枣1枚、苏叶3克,水煎服。

[功效] 降气平喘化痰,温肾纳气归元。

[主治] 上盛下虚,痰涎壅盛,喘咳短气,胸膈满闷,大便不畅,腰疼脚弱,倦怠食少,舌苔白腻。

[名医方论]

岳美中《岳美中论医集》:"本方以苏子为主,其主要作用有三:一为除痰温中,一为降逆定喘,一为消痰润肠。苏子得前胡能降气祛痰,驱风散积;得厚朴、陈皮、生姜能内疏痰饮,外解风寒;得当归能止咳和血,润肠通便;得肉桂能温中散寒。肾火微则痰湿上泛,痰饮停积又碍肾火,故用沉香、肉桂以温肾纳气归肾。本方肺肾同治,为治上盛下虚,喘咳诸证之良方(痰涎少者不宜用)。"

[连氏方论]

本方证属肺有痰壅,肾不纳气的上盛下虚证。方中苏子温润下降,善于降气平喘消痰,且有利膈宽肠之效,故为君药;半夏下气化痰,厚朴下气平喘,前胡降气祛痰,共助君药加强降气平喘化痰之效,以治上盛,均为臣药;以其下虚,故用肉桂温肾纳气归元,使阳气充,气化行而痰饮去;当归之用有二,一则治咳嗽气逆,《本经》谓其"主咳逆上气",二则本方辛燥之品居多,当归养血润燥,以防燥药伤阴耗血,且有润肠通便之功;阳气不足,极易感受风寒,又有姜、枣调和营卫,苏叶以散外寒,以上均为佐药。甘草调和诸药,为使药。诸药合用,有行有补,有燥有润,以降气平喘化痰为主,温肾纳气归元为辅,标本兼治,而以治上治标为主。本方以苏子为君药,以降气为主要目的,故方名苏子降气汤。

定喘汤
《摄生众妙方》

[组成] 白果二十一个,去壳,砸碎,炒黄色(15克)　麻黄三钱(9克)　苏子二钱(6克)
甘草一钱(3克)　款冬花三钱(9克)　杏仁一钱五分,去尖皮(6克)　桑白皮三钱,蜜炙(9克)
黄芩钱半,微炒(4.5克)　法半夏三钱(9克)

[用法] 原方水三盅,煎二盅,作二服,每服一盅,不用姜,不拘时,徐徐服。
现代用法:水煎服。

[功效] 宣肺降气,定喘化痰。

[主治] 风寒外束,痰热内蕴,痰多黄稠,咳嗽哮喘,或有恶寒发热,苔黄
腻,脉滑数。

[名医方论]

1. 吴昆《医方考》:"肺虚感寒,气逆膈热作哮喘者,此方主之。声粗者为
哮,外感有余之疾也,宜用表药;气促者为喘,肺虚不足之证也,宜用里药。寒
束于表,阳气不得泄越,故上逆;气并于膈,为阳中之阳,故令热。是方也,麻黄、
杏仁、甘草,辛甘发散之物也,可以疏表而定哮;白果、款冬花、桑皮,清金保肺
之物也,可以安里而定喘;苏子能降气,半夏能散逆,黄芩能去热。"

2. 张秉成《成方便读》:"夫肺为娇脏,畏热畏寒,其间毫发不容,其性亦以
下行为顺,上行为逆。若为风寒外束,则肺气壅闭,失其下行之令,久则郁热内
生,于是肺中津液,郁而为痰,哮嗽等疾,所由来也。然寒不去则郁不开,郁不
开则热不解,热不解则痰亦不遽除,哮咳等疾,何由而止? 故必以麻黄、杏仁、
生姜开肺疏邪;半夏、白果、苏子化痰降浊;黄芩、桑皮之苦寒,除郁热而降肺;
款冬、甘草之甘润,养肺燥而益金,数者相助为理,以成其功,宜乎喘哮痼疾,皆
可愈也。"

[连氏方论]

平素肺有痰热胶固,又加外感风寒,郁而化热。方中麻黄宣肺定喘,发散
风寒,白果敛肺定喘而祛痰浊,两药配伍,一散一收,既可增强平喘之效,又能
防止麻黄耗散肺气之弊,共为君药;杏仁、苏子、半夏、款冬降气化痰,止咳平
喘,为臣药;桑白皮配黄芩清泄肺热,下气平喘,为佐药;甘草调和诸药,为使
药。诸药合用,共奏宣肺降气,化痰定喘之效。正如王旭高所谓:"治之之法,
表寒宜散,膈热宜清,气宜降,痰宜消,肺宜润,此方最为合度。"

三子养亲汤
《韩氏医通》

[**组成**] 紫苏子(9克) 白芥子(6克) 萝卜子(9克)(原方不著分量)

[**用法**] 原方三味各洗净,微炒击碎。看何证多,则以所主者为君,余次之。每剂不过三钱,用生绢小袋盛之,煮作汤饮,随甘旨,代茶饮水啜用,不宜煎熬太过。若大便素实者,临服加熟蜜少许;若冬寒,加生姜三片。

现代用法:水煎服。

[**功效**] 下气降逆,化痰消食。

[**主治**] 咳嗽气逆,痰多胸痞,食欲不振,舌苔白腻,脉滑者。

[**名医方论**]

1. 韩悫《韩氏医通》:"紫苏子主气喘咳嗽,白芥子主痰,萝卜子主痰痞兼食。"

2. 吴昆《医方考》:"年高痰盛气实者,此方主之。痰不自动也,因气而动,故气上则痰上,气下则痰下,气行则痰行,气滞则痰滞。是方也,卜子能耗气,苏子能降气,芥子能利气。气耗则邪不实,气降则痰不逆,气利则膈自宽,奚痰患之有?飞霞子此方,为人子事亲者设也。虽然,治痰先理气,此治标之论耳,终不若二陈有健脾去湿治本之妙也。但气实之证,则养亲汤亦径捷之方矣。"

3. 张秉成《成方便读》:"治老人气实痰盛,喘满、懒食等证。夫痰之生也,或因津液所化,或因水饮所成。然亦有因食而化者,皆由脾运失常,以致所食之物不化精微而化为痰。然痰壅则气滞,气滞则肺气失下行之令,于是为咳嗽、为喘逆等证矣。病因食积而起,故方中以莱菔子消食行痰;痰壅则气滞,以苏子降气行痰;气滞则膈塞,白芥子畅膈行痰。三者皆治痰之药,而又能于治痰之中各逞其长。食消气顺,喘咳自宁,而诸证自愈矣,又在用者之得宜耳。"

[**连氏方论**]

本方原为高年咳嗽,气逆痰痞者而设。方中紫苏子下气消痰,止咳平喘;白芥子利气豁痰;萝卜子降气祛痰,行滞消食。三药合用,可使气顺痰化食消,咳逆自平。三子皆治痰之药,而又能于治痰之中各逞其长,临证当视气、痰、食三者之孰重孰轻,以定君药,余为辅佐药。原方三子,为事亲者设,故名"三子养亲汤"。

旋覆代赭汤
《伤寒论》

[**组成**] 旋覆花三两(9克) 人参二两(6克) 生姜五两(15克) 半夏半升,洗(12克) 代赭石一两(6克) 大枣十二枚,擘(4枚) 甘草三两,炙(9克)

[**用法**] 原方七味,以水一斗,煮取六升,去滓,再煎,取三升,温服一升,日三服。

现代用法:水煎服。

[**功效**] 降逆化痰,益气和胃。

[**主治**] 胃虚痰阻,胃气上逆。证见心下痞硬,噫气不除,或呃逆,反胃,呕吐涎沫,舌苔白滑,脉弦而虚。

[**名医方论**]

1. 成无己《注解伤寒论》:"硬则气坚,咸味可以软之,旋覆之咸,以软痞硬。虚则气浮,重剂可以镇之,代赭石之重,以镇虚逆。辛者散也,生姜、半夏之辛,以散虚痞。甘者缓也,人参、甘草、大枣之甘,以补胃弱。"

2. 尤在泾《金匮要略心典》:"伤寒发汗,或吐、或下,邪气则解,而心下痞硬,噫气不除者,胃气弱而未和,痰气动而上逆也。旋覆花咸温,行水下气;代赭石味苦质重,能坠痰降气;半夏、生姜辛温,人参、大枣、甘草甘温,合而用之,所以和胃气而止虚逆也。"

3. 唐容川《血证论》:"此方治哕呃,人皆知之,而不知呃有数端,胃绝而呃不与焉……此方乃治痰饮作呃之剂,与诸呃有异,不得见呃即用此汤也。方取参、草、大枣以补中,而用生姜、旋覆以去痰饮,用半夏、赭石以镇逆气。中气旺则痰饮自消,痰饮清则气顺,气顺则呃止。"

4. 秦伯未《谦斋医学讲稿》:"噫气频作,常觉胸膈痞结,亦属胃气上逆,宜用旋覆代赭汤。以旋覆、代赭镇逆,生姜、半夏辛散,人参、草、枣甘缓。因由胃气弱而不能和降,故必须镇逆、辛散、甘缓三者相结合,单用降气,只能治标,不能治本。"

[**连氏方论**]

胃主受纳水谷,其气以下降为顺。胃气虚弱,则痰浊内阻,故心下痞硬;胃虚气逆,故噫气不除。气逆宜降,痰浊宜化,胃虚宜补。方中旋覆花下气消痰,降逆止噫,代赭石重以镇逆,能治噫气呕吐,二药配伍,善降逆气,故同为君药;半夏降逆祛痰,消痞散结,生姜下气祛痰,且解半夏之毒,二药配伍,则降逆祛痰之力更强,故为臣药;胃气虚弱,故用人参补益胃气,大枣益气补中,共为佐药;炙甘草益气补中,调和诸药,为使药。且参、枣、甘草同用,益气和胃之力更强。全方标本兼顾,以治标为主,治本为辅,使气逆得降,痰浊得化,胃气得和,诸症自解。

橘皮竹茹汤
《金匮要略》

[**组成**] 橘皮二升(9克)　竹茹二升(9克)　大枣三十枚(5枚)　生姜半斤(9克)　甘草五两(6克)　人参一两(3克)

[**用法**] 原方六味,以水一斗,煮取三升,温服一升,日三服。

现代用法:水煎服。

[**功效**] 和胃降逆,清热益气。

[**主治**] 胃虚有热,气逆不降,呃逆或干呕,舌苔薄白带黄,脉虚略数。

[**名医方论**]

1. 吴昆《医方考》:"大病后呃逆不已,脉来虚大者,此方主之。呃逆者由下达上,气逆作声之名也。大病后则中气皆虚,余邪乘虚入里,邪正相搏,气必上腾,故令呃逆。脉来虚大,虚者正气弱,大者邪热在也。是方也,橘皮平其气,竹茹清其热,甘草和其逆,人参补其虚,生姜正其胃,大枣益其脾。"

2. 尤在泾《金匮要略心典》:"胃虚而热乘之,则作哕逆。橘皮、生姜和胃散逆,竹茹除热止呕哕,人参、甘草、大枣益虚安中也。"

[**连氏方论**]

久病胃虚,夹有胃热,以致胃失和降,气逆上冲,故见呃逆或干呕。方中橘皮理气和胃降逆,《本经》谓其善能"下气",竹茹善清胃热,而无攻伐寒凉之弊,为治胃虚呕逆之要药,共为君药;人参补益胃气,与橘皮合用,则行中有补,生姜和胃降逆,与竹茹合用,则清中有温,共为臣药;大枣、甘草益气补中,且能缓和胃气之上逆,以为佐使药。本方清补降逆,但以降逆为主,清而不寒,补而不滞,使气顺热清,胃得和降,故对胃虚有热之呃逆干呕,最为适宜。

丁香柿蒂汤
《症因脉治》

[**组成**] 丁香(3克)　柿蒂(6克)　人参(3克)　生姜(6克)(原方未著用量)

［**用法**］原方未著用法。

现代用法:水煎服。

［**功效**］益气温中,散寒降逆。

［**主治**］胃气虚寒,失于和降,呃逆、脘痞,舌淡苔白,脉沉迟者。

［**名医方论**］

秦伯未《谦斋医学讲稿》:"呃逆连声不止,以胃寒为多,一般采取丁香柿蒂汤,用丁香温胃,柿蒂苦涩降气。此证最易损伤中气,久病及年老患者,须防胃气垂败,可加人参、生姜。此外,寒重的可用吴萸、干姜,痰湿重的厚朴、半夏亦为常用。"

［**连氏方论**］

胃气虚弱,又为寒邪阻遏,失其通降之职,寒阻气逆,故呃逆作矣。方中丁香温中散寒,善于降逆,柿蒂降气止呃,两味均为治呃要药,故共为君药;臣以人参补中益气;佐以生姜温中散寒。四味合用,能使寒散气降,中阳健旺,呃逆自止。

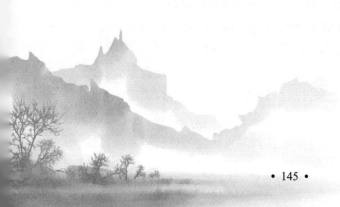

第十五章　理血剂

第一节　活血祛瘀

桃核承气汤
《伤寒论》

[组成] 桃核五十个,去皮尖(12克)　桂枝去皮,二两(6克)　大黄四两(12克)　芒硝二两(6克)　甘草二两,炙(6克)

[用法] 原方五味,以水七升,煮前二升半,去滓,内芒硝,更上火微沸,下火。先食温服五合,日三服,当微利。

现代用法:水煎,去滓,冲入芒硝,温服。

[功效] 破血下瘀泄热。

[主治] 下焦蓄血,少腹急结,小便自利,烦躁谵语,其人如狂。以及妇女血瘀痛经,经闭不行,脉沉实者。

[名医方论]

1. 吴昆《医方考》:"伤寒外证已解,小腹急,大便黑,小便利,其人如狂者,有蓄血也,此方主之。无头痛发热恶寒者,为外证已解;小腹急者,邪在下焦也。大便黑者,瘀血渍之也。小便利者,血病而气不病也。上焦主阳,下焦主阴,阳邪居上焦者,名曰重阳,重阳则狂。今瘀热客于下焦,下焦不行,则干上部清阳之分而天君不宁矣,故其证如狂。桃仁润物也,能润肠而滑血;大黄行药也,能推陈而致新;芒硝咸物也,能软坚而润燥;甘草平剂也,能调胃而和中;桂枝辛物也,能利血而行滞。又曰:血寒则止,血热则行,桂枝之辛热,君以桃仁、硝、黄,则入血而助下行之性矣。斯其制方之意乎!"又云:"痢疾初起,质实者此方主之。若初间失下,反用固涩之药,以致邪热内蓄,血不得行,腹痛欲死者,急以此方主之。《内经》曰:通因通用,又曰:暴者夺之。故用大黄、芒硝之咸寒以荡涤邪热,用桃仁之苦以逐败血,甘草之甘以调胃气。乃桂枝则辛热物也,用之者何？经曰：微者逆之，甚者从之，故用其引大黄、芒硝直达瘀热之巢穴，乃向导之兵也。"

2. 钱潢《伤寒溯源集》："《神农本草经》桃仁'主瘀血血闭'，洁古云：'治血结血秘，通润大肠，破蓄血。'大黄'下瘀血积聚，荡涤肠胃，推陈致新。'芒硝走血软坚，'热淫于内，治以咸寒'之义也。桂之为用，通血脉，消瘀血，尤其所长也。甘草所以保脾胃，和大黄、芒硝之寒峻。"

3. 尤在泾《伤寒贯珠集》："此即调胃承气汤加桃仁、桂枝，为破瘀逐血之剂。缘此证热与血结，故以大黄之苦寒，荡实除热为君；芒硝之咸寒，入血软坚为臣；桂枝之辛温，桃仁之辛润，擅逐血散邪之长为佐；甘草之甘，缓诸药之势，俾去邪而不伤正为使也。"

［连氏方论］

伤寒邪热在太阳不解，传入下焦，与血相搏，瘀热互结，而致下焦蓄血。本方即调胃承气汤加桃仁、桂枝而成。瘀热互结，故以桃仁苦甘平，破血祛瘀，《本经》记载"主瘀血血闭"，《珍珠囊》谓其"破蓄血"；大黄苦寒，下瘀泄热，《本经》记载"主下瘀血，血闭寒热"，《珍珠囊》谓其"泻诸实热不通"，两药同用，瘀热并治，共为君药。桂枝辛甘温，温通血脉，散下焦蓄血，助桃仁破血祛瘀；芒硝咸苦大寒，能入血分，软坚散结润燥，助大黄下瘀泄热，共为臣药。炙甘草调胃和中，缓和诸药峻烈之性，俾邪去而正不伤，为佐使药。诸药合用，寒温相配，共奏破血下瘀泄热之功，为治下焦蓄血之良方。原方先食温服，使药力下行，奏效尤速。药后微利，则仅通大便，不必定下血也。使邪有出路，诸症自解。

桂枝茯苓丸
《金匮要略》

［组成］ 桂枝　茯苓　牡丹_{去心}　桃仁_{去皮尖,熬}　芍药各等分（各9克）

［用法］ 原方五味末之，炼蜜和丸，如兔屎大，每日食前服一丸，不知，加至三丸。

现代用法：研末，炼蜜为丸，每服1.5~6克，每日二次，食前温开水送服。或作汤剂，各9克，水煎服，每日一剂。

［功效］ 化瘀消癥。

［主治］ 妇人宿有癥病，妊娠未及三月而得漏下不止，血色紫黑晦黯者。

或妇人少腹癥块,按之痛甚,脉涩者。或妇人血瘀经闭,或经行腹痛,或难产,或死胎不下,或产后恶露不行而腹痛拒按者。

[名医方论]

1. 徐彬《金匮要略论注》:"桂枝、芍药,一阳一阴;茯苓、丹皮,一气一血;调其寒温,扶其正气。桃仁以之破恶血,消癥癖,而不嫌伤胎血者,所谓有病则病当之也。且癥之初,必因寒,桂能化气而消其本寒;癥之成,必挟湿热为窠囊,苓渗湿气,丹清血热,芍药敛肝血而扶脾,使能统血,则养正即所以去邪耳。然消癥方甚多,一举两得,莫有若此方之巧矣。每服甚少而频更巧,要之癥不碍胎,其结原微,故以渐磨之。"

2. 曹颖甫《金匮发微》:"仲景设立桂枝茯苓丸,以缓而下之。盖癥之所由成,起于寒湿,故以桂枝以通阳,茯苓以泄湿,丹皮、桃仁、赤芍,则攻瘀而疏达之。"

[连氏方论]

癥者,有形可征,系指瘀血凝结成块在腹部的宿疾。癥之所由成,必因寒湿,方中桂枝辛甘而温,温通血脉,茯苓甘淡渗湿,且补正气,二味共为君药;瘀久则化热,又有丹皮、芍药凉血散血,化瘀消癥,桃仁性善破血,去瘀生新,共为辅佐药。合而成方,寒温并施,邪正兼顾,实为化瘀消癥之平剂。原方炼蜜和丸,目的在于缓和药力,使癥消而不伤胎。而其服法尤限以每日食前服兔屎大一丸,不知,加至三丸,正是刻刻以胎元为念。本方特点在于缓消癥块,因癥病痼疾,决非一时可去,自当缓缓消剥,使瘀去新生而胎有所养,自然安固。化瘀消癥而不嫌其伤胎者,有病则病当之,正如《素问·六元正纪大论》所谓"有故无殒,亦无殒也""大积大聚,其可犯也,衰其大半而止。"

血府逐瘀汤
《医林改错》

[组成] 当归三钱(9克) 生地三钱(9克) 桃仁四钱(12克) 红花三钱(9克) 枳壳二钱(6克) 赤芍二钱(6克) 柴胡一钱(3克) 甘草二钱(6克) 桔梗一钱半(4.5克) 川芎一钱半(4.5克) 牛膝三钱(9克)

[用法] 原方水煎服。

现代用法:与原方相同。

[**功效**] 活血化瘀,行气止痛。

[**主治**] 胸中瘀血而致头痛、胸痛日久不愈,痛如针刺,且有定处,或呃逆干呕,或急躁易怒,或多梦失眠,或心悸怔忡,或入晚发热,舌质黯红,舌边有瘀斑瘀点,脉涩者。

[**名医方论**]

1. 唐容川《血证论》:"王清任著《医林改错》,论多粗舛,惟治瘀血最长,所立三方,乃治瘀活套方也。一书中惟此汤歌诀'血化下行不作痨'句,颇有见识。凡痨所由成,多是瘀血为害。吾于血症诸门,言之綦详,并采此语以为印证。"

2. 山东中医学院《中药方剂学》:"全方是以桃红四物汤与四逆散(枳壳易枳实)合方,再加桔梗、牛膝而成。桃红四物汤活血祛瘀,四逆散疏肝解郁,加桔梗开胸膈之气(与枳壳、柴胡同用,尤善开胸散结),牛膝引瘀血下行,一升一降,促使气血更易于运行。配合成方,不仅适用于血瘀所致的上述病证,并可作为通治一切气滞血瘀之方。"

[**连氏方论**]

王清任说:"膈膜以上,满腔皆血,故名曰血府。"又说:"血府即人胸下膈膜一片。"可见王氏所指的血府即是胸中。方中当归、桃仁、红花活血化瘀,为君药;赤芍、川芎助君药活血化瘀,生地配当归养血活血,使化瘀而不伤阴血,均为臣药;枳壳、桔梗一升一降,宽胸理气,使气行则血行,桔梗并能载药上行,使药力作用于胸中(血府),柴胡疏气解郁,升举清阳,与枳壳同用,尤善理气散结,牛膝破血逐瘀,善引瘀血下行,以上均为佐药;甘草缓急迫,利血气而调诸药,为使药。合而用之,活血而无耗血之虑,行气而无伤阴之弊,用治血府瘀血,俾血化下行,诸症可愈,故以"血府逐瘀汤"名之。

通窍活血汤
《医林改错》

[**组成**] 赤芍一钱(3克)　川芎一钱(3克)　桃仁三钱,研泥(9克)　红枣七个,去核(15克)　红花三钱(9克)　老葱三根,切碎(三根)　鲜姜三钱,切碎(9克)　麝香五厘,绢包(0.15克)

[**用法**] 原方用黄酒半斤,将前七味煎一盅,去滓,将麝香入酒内,再煎二沸,临卧服。

现代用法:水酒各半煎前七味,去渣,入麝香再煎二沸,临卧服。

[功效] 通窍活血化瘀。

[主治]

1. 头面上部血瘀所致的头发脱落、酒糟鼻、耳聋、白癜风、紫癜风、紫印脸、青记脸等。

2. 妇女干血劳,男子劳病,小儿疳积,肚大坚硬,青筋暴露属瘀血者。

[名医方论]

成都中医学院中药方剂教研组《中医治法与方剂》:"此方多用于上部瘀血阻滞诸证。方中红花、桃仁、赤芍、川芎均有活血祛瘀功效,专为瘀血而设。然瘀血阻于上部,此数味虽有活血祛瘀之功,但不能达于上部,故用大枣、姜、葱散达升腾,使行血之药达于巅顶,彻于皮肤;而麝香一味无所不到,以治巅顶胸背皮肤孔窍中瘀血。"

[连氏方论]

瘀血阻于头部,瘀血不去,新血不生。王清任说"通窍全凭好麝香",方中麝香辛温走窜,开通诸窍,活血通络,无所不利,故为君药;老葱辛温通窍,鲜姜辛温发散,助麝香通窍活血,达于巅顶,彻于皮肤,共为臣药;佐以赤芍、川芎、桃仁、红花,均为活血化瘀之品,大枣之甘,配合鲜姜之辛,则辛甘发散,调和营卫;使以黄酒活血通窍,以助药势。诸药合用,长于通窍活血,故名之曰"通窍活血汤"。

膈下逐瘀汤
《医林改错》

[组成] 灵脂二钱,炒(6克)　当归三钱(9克)　川芎二钱(6克)　桃仁三钱,研泥(9克)　丹皮二钱(6克)　赤芍二钱(6克)　乌药二钱(6克)　延胡一钱(3克)　甘草三钱(9克)　香附钱半(4.5克)　红花三钱(9克)　枳壳钱半(4.5克)

[用法] 水煎服。

现代用法:水煎服。

[功效] 活血祛瘀,行气止痛。

[主治] 瘀在膈下,形成积块,或小儿痞块,或肚腹疼痛,痛处不移。亦治久泻有瘀血者。

[名医方论]

陕西省中医研究所《〈医林改错〉译注》："膈下逐瘀汤主治膈膜以下,上腹部血瘀的积块,以及肾泻,久泻等病。方中当归、川芎、赤芍养血活血,丹皮清热凉血、活血化瘀,桃仁、红花、灵脂破血逐瘀,配香附、乌药、枳壳、元胡行气止痛,且增强逐瘀之力,甘草调和诸药。全方以活血化瘀和行气药物居多,使气帅血行,更好发挥其活血逐瘀,破癥消结之力。"

[连氏方论]

膈膜以下,腹腔内血瘀凝结,积聚成块,或在左肋、右肋之下,或在脐左、脐右、脐上、脐下。方中五灵脂甘温,通利血脉,散瘀止痛,炒用则去其恶臭,为君药;臣以当归、赤芍、川芎、桃仁、红花、丹皮助君药活血化瘀;佐以乌药、枳壳、香附、延胡索行气止痛,使气行则血活;使以甘草通经脉利血气而调诸药。配合成方,共奏活血祛瘀,行气止痛之效。

复元活血汤
《医学发明》

[组成] 柴胡半两(15克)　瓜蒌根　当归各三钱(各9克)　红花　甘草　穿山甲炮,各二钱(各6克)　大黄酒浸,一两(30克)　桃仁酒浸,去皮尖,研如泥,五十个(15克)

[用法] 原方除桃仁外,锉如麻豆大,每服一两,水一盏半,酒半盏,同煮至七分,去滓,大温服之,食前。以利为度,得利痛减,不尽服。

现代用法:加水四分之三、黄酒四分之一同煎,空腹温服,用量按原方比例酌减。

[功效] 活血祛瘀,通络散结。

[主治] 跌仆损伤,瘀血留于胁下,痛不可忍者。

[名医方论]

1. 李东垣《医学发明》:"《黄帝针经》云:有所堕坠,恶血留内。若有所大怒,气上而不行,下于胁,则伤肝。肝胆之经,俱行于胁下,经属厥阴、少阳,宜以柴胡为引用,为君。以当归和血脉,又急者,痛也,甘草缓其急,亦能生新血。甘生血,阳生阴长故也,为臣。穿山甲、瓜蒌根、桃仁、红花,破血润血,为之佐。大黄酒制,以荡涤败血,为之使。气味和合,气血各有所归,痛自去矣。"

2. 张秉成《成方便读》:"夫跌打损伤一证,必有瘀血积于两胁间,以肝为藏血之脏,其经行于两胁,故无论何经之伤,治法皆不离于肝。且跌仆一证,其痛皆在腰胁间,尤为明证。故此方以柴胡之专入肝胆者宣其气道,行其郁结,而以酒浸大黄,使其性不致直下,随柴胡之出表入里,以成搜剔之功。当归能行血中之气,使血各归其经,甲片可逐络中之瘀,使血各从其散。血瘀之处,必有伏阳,故以花粉清之;痛甚之时,气脉必急,故以甘草缓之。桃仁之破瘀,红花之活血,去者去,生者生,痛自舒而元自复矣。"

3. 岳美中《岳美中医案集》:"复元活血汤,治跌仆损伤,坠车落马,瘀血留于胁下,痛不可忍者。汪昂谓:'不问伤在何经,恶血必留于胁下,以肝主血故也。'肝经的经络行于胁肋,故方中用柴胡疏肝胆之气。柴胡多用,有活血化瘀之作用。山甲走窜,破诸经络之结滞。更用桃仁之润以行之,红花之温以导之,归尾之辛以通之。天花粉甘凉散血,甘草缓急止痛,大黄能荡涤凝瘀败血,酒能通经活血,本方不仅能去瘀,而且能生新,使气血通畅,疼痛自平。"

[连氏方论]

肝藏血,胁下为足厥阴肝经循行之处,或从高坠下,或跌仆斗殴,瘀血停留于胁下,血瘀气阻,以致痛不可忍。方中柴胡引诸药入于肝经,为君药;臣以当归活血,甘草缓急止痛,补气生血;佐以穿山甲破瘀通络,瓜蒌根润燥消瘀,《本经》谓其"续绝伤",《日华子本草》记载"消仆损瘀血",桃仁、红花祛瘀生新;使以大量酒制大黄,荡涤凝瘀败血,导瘀下行,推陈致新,加酒同煮,取其善行药性,活血通络。诸药合用,使瘀祛新生,胁痛自平。正如张秉成所说"去者去,生者生,痛自舒而元自复",故以"复元活血汤"名之。

补阳还五汤
《医林改错》

[组成] 黄芪四两,生(60克)　归尾二钱(6克)　赤芍一钱半(4.5克)　地龙一钱,去土(3克)　川芎一钱(3克)　桃仁一钱(3克)　红花一钱(3克)

[用法] 原方水煎服。

现代用法:与原方相同。

[功效] 补益元气,活血通络。

[主治] 中风后半身不遂,口眼㖞斜,语言謇涩,口角流涎,大便干燥,小便频数,遗尿不禁,舌淡苔白,脉缓无力。

[名医方论]

陆九芝《世补斋医书》:"观其方用黄芪四两,归尾二钱,赤芍钱半,川芎、桃仁、红花各一钱,加地龙亦一钱,主治半身不遂。方以黄芪为君,当归为臣,若例以古法当归补血汤,黄芪五倍于当归,则二钱之归宜君以一两之芪。若四两之芪即当臣以八钱之归。今则芪且二十倍于归矣。大约欲以还五成之亏,有必需乎四两之多者。"

[连氏方论]

《灵枢·刺节真邪》说:"虚邪偏客于身半,其入深,内居荣卫,荣卫稍衰则真气去,邪气独留,发为偏枯。"偏枯,即半身不遂之谓也。方中重用生黄芪补益元气,使气旺则血行,为君药;臣以归尾活血;佐以少量赤芍、川芎、桃仁、红花助归尾活血和营,地龙通经活络。诸药合用,共奏补益元气,活血通络之效。气属阳,本方善于补气,还其亏损的五成元气,以治疗半身不遂,故名之曰"补阳还五汤"。

失笑散

《太平惠民和剂局方》

[组成] 蒲黄炒香　　五灵脂酒研,淘去砂土　各等分

[用法] 原方为末,先用酽醋调二钱,熬成膏,入水一盏,煎七分,食前热服。

现代用法:共为细末,每服6克,用黄酒或醋冲服;亦可每日用6~12克,包煎,作汤剂。

[功效] 活血祛瘀止痛。

[主治] 瘀血停滞,妇女痛经、闭经,或崩漏色紫有块,小腹痛而拒按,或产后恶露不行,小腹剧痛,以及产后血晕。并治一切瘀血阻滞,心腹疼痛,脉涩等证。

[名医方论]

1. 汪昂《医方集解》:"此手足厥阴药也。生蒲黄性滑而行血,五灵脂气臊而散血,气臊入肝皆能入厥阴而活血止痛,故治血痛如神。"

2. 吴谦《医宗金鉴·删补名医方论》引吴于宣曰:"经云:心主血,脾统血,肝藏血。故产后瘀血停滞,三经皆受其病,以致心腹瘀痛,恶寒发热,神迷眩运,胞膈满闷。凡兹者,由寒凝不消散,气滞不流行,恶露停留,小腹结痛,迷闷欲绝,非纯用甘温破血行血之剂,不能攻逐荡平也。是方用灵脂之甘温走

肝,生用则行血;蒲黄辛平入肝,生用则破血。佐酒煎以行其力,庶可直抉厥阴之滞,而有推陈致新之功。甘不伤脾,辛能散瘀,不觉诸证悉除,直可以一笑而置之矣。"

[连氏方论]

本方所治诸症,均由瘀血阻滞,血行不畅所致。方中蒲黄甘平,行血消瘀,《本经》谓其"消瘀血",《本草纲目》谓其"凉血活血,止心腹诸痛",炒用并能止血,以兼顾出血见证,使之攻而勿伐;五灵脂甘温,入肝经血分,通利血脉,散瘀止痛,二味相须为用,共为君药。调以米醋,味酸入肝,既助蒲黄、五灵脂散瘀活血,且制五灵脂气味之腥臊,陈藏器《本草拾遗》谓其"治产后血运……杀恶毒",故为佐使药。合而成方,共奏祛瘀止痛,推陈致新之功。前人运用本方,病者每于不觉中诸症悉除,不禁哑然而笑,故方以"失笑"名之。

温经汤
《金匮要略》

[组成] 吴茱萸三两(9克) 当归 川芎 芍药 人参 桂枝 阿胶 牡丹皮去心 生姜 甘草各二两(各6克) 半夏半升(9克) 麦冬去心一升(12克)

[用法] 原方十二味,以水一斗,煮取三升,分温三服。

现代用法:水煎服。

[功效] 温经散寒,养血祛瘀。

[主治] 冲任虚寒,瘀血阻滞,月经不调,或经水过多,或至期不来,或崩漏下血不止,暮即发热,少腹冷痛,腹满,手掌烦热,唇口干燥。亦主妇人少腹寒冷,久不受胎。

[名医方论]

1. 程云来《金匮要略直解》:"妇人有瘀血,当用前证下瘀血汤。今妇人年五十,当天癸竭之时,又非下药所宜,故以温药治之,以血得温即行也。经寒者,温以茱萸、姜、桂;血虚者,益以芍药、归、芎;气虚者,补以人参、甘草;血枯者,润以阿胶、麦冬;半夏用以止带下,牡丹用以逐坚癥,十二味为养血温经之剂,则瘀血自行而新血自生矣。故亦主不孕崩中,而调月水。"

2. 吴谦《医宗金鉴·订正仲景全书金匮要略注》引李彣曰:"《内经》云:血气者,喜温而恶寒,寒则凝涩不流,温则消而去之。此汤名温经汤,以瘀血得温即行也。方内皆补养气血之药,未尝以逐瘀为事,而瘀血自去者,此养正邪自消之法也。故妇人崩淋不孕,月事不调者,并主之。"

3. 陈修园《女科要旨》元犀按:"当归、芎劳、芍药、阿胶,肝药也。丹皮、桂枝即心药也。吴茱萸肝药亦胃药也;半夏,胃药亦冲药也;麦门冬、甘草即胃药也;人参补五藏;生姜利诸气也。病在经血,以血生于心藏于肝也。冲为血海也,胃属阳明,厥阴冲脉丽之也。然细绎方意,以阳明为主。吴茱萸用至二两,驱阳明中土之寒;即以麦门冬用至一升,滋阳明中土之燥,一寒一热,不使偏隅,所以谓之温也。半夏用至半升,生姜用至三两者,以姜能去秽而胃气安,夏能去逆而胃气顺也。其余皆相辅而成其温之之用。绝无逐瘀之品,故过期不来者能通之,月来过多者能止之,少腹寒不受胎者并能治之,其神妙不可言矣。"

[连氏方论]

冲为血海,任主胞胎,二脉皆起于胞宫,循行于少腹。《素问·调经论》说:"血气者,喜温而恶寒,寒则泣不能流,温则消而去之。"方中吴茱萸、桂枝温经散寒,且吴茱萸功擅暖肝止痛,桂枝长于温通血脉,共为君药。当归、川芎、芍药、阿胶养血调经,祛瘀生新,均为臣药。丹皮既助桂枝、归、芎活血祛瘀,并能清血分郁热,《本草纲目》谓其"治血中伏火,除烦热";冲脉隶于阳明,故以人参、甘草、麦冬益胃气养胃阴,使中气充盛,自可化生血液;半夏降胃,即所以安冲;生姜暖肝和胃,且解半夏之毒,以上均为佐药。甘草又能调和诸药,以为使。诸药合用,有温有凉,有补有行,而又以温补为主,使血气得温则行,血行则自无瘀血停留之患,瘀去新生,诸症自愈,方名"温经汤",其意即在于此。

生化汤

《景岳全书》引会稽钱氏世传方

[组成] 当归五钱(15克) 川芎二钱(6克) 桃仁十粒,去皮、尖、双仁(4.5克) 焦姜三分(1克) 甘草炙,五分(1.5克)

[用法] 原方㕮咀,水二钟,枣二枚,煎八分温服。

现代用法:水煎服。

[功效] 温经活血,化瘀生新。

[主治] 产后恶露不行,瘀血内阻,小腹疼痛。

[名医方论]

1. 张景岳《景岳全书·妇人规古方》引会稽《钱氏世传》曰："尝论产证,本属血虚阴亡,阳孤气亦俱病。如大补则气血陡生,倘失调则诸邪易袭。四物避芍药之寒,四物得姜、桃之妙。气毋耗散,法兼补虚;食必扶脾,勿专消导。热不可用芩、连,恐致宿秽凝滞;寒不宜用桂、附,反招新血流崩。三阳见表证之多,似可汗也,用麻黄则重竭其阳;三阴见里证之剧,似可下也,用承气则大涸其血。耳聋胁病,乃肾虚恶露之停,休用柴胡;谵语汗多,乃元弱似邪之证,毋同胃实。厥由阳气之衰,难分寒热,非大补不能回阳;痉因阴血之亏,岂论刚柔,非滋营胡以润络。潮热似疟,以疟治则迁延;神乱如邪,以邪论则立困。总属大虚,须从峻补。去血多而大便燥,苁蓉加于生化,非润肠和气之能通;患汗出而小便难,六君倍用参、芪,必生津助液之可利。加参生化频服,救产后之危;活命长生调摄,须产前加意。"

2. 陈修园《女科要旨》引《产宝新书》曰："产后血气暴虚,理当大补;但恶露未尽,用补恐致滞血。惟生化汤行中有补,能生又能化,其方因药性功用而立名也。产后血块当消,而又必随生其新血。若专用消,则新血受削;专用生,则旧血反留。考诸药性,芎、归、桃仁三味,善攻旧血,骤生新血,佐以黑姜、炙草,引三味入于肺肝,生血利气。五味共方,行中有补,实产后圣药也。"

3. 张秉成《成方便读》："夫产后气血大虚,固当培补,然有败血不去,则新血亦无由而生,故见腹中疼痛等证,又不可以去瘀为首务也。方中当归养血,甘草补中,川芎理血中之气,桃仁行血中之瘀,炮姜色黑入营,助归、草以生新,佐芎、桃而化旧,生化之妙,神乎其神。用童便者,可以益阴除热,引败血下行故道耳。"

[连氏方论]

所谓恶露,乃指产妇分娩后,胞宫内遗留的余血和浊液,理应排出体外。方中重用当归补血活血,化瘀生新,为君药;川芎辛散温通,活血行气,为臣药;佐以少量桃仁化瘀生新,炮姜温经散寒,既助当归以生新,又助芎、桃而化瘀,盖血得温则行,《素问·调经论》所谓"寒则泣不能流,温则消而去之";使以炙甘草、大枣甘以缓之,使活血化瘀药的作用更为持续而缓和,且能补虚扶脾,调和诸药。合而成方,共奏温经活血,化瘀生新之效,正如《血证论》所说"血瘀能化之,则所以生之,产后多用",故以"生化"名之。

第二节　止　血

十灰散（原名甲字十灰散）
《十药神书》

[组成] 大蓟　小蓟　荷叶　侧柏叶　白茅根　茜草　山栀　大黄

牡丹皮　棕榈皮各等分

[用法] 原方各烧灰存性，研极细末，用纸包，碗盖于地上一夕，出火毒，用时先将白藕捣汁或萝卜汁磨真京墨半碗，调服五钱，食后服下。

现代用法：各药烧炭存性，为末，藕汁或萝卜汁磨京墨适量，调服9~15克；亦可作汤剂，水煎服，用量按原方比例酌定。

[功效] 凉血止血。

[主治] 血热妄行，吐血、咯血。

[名医方论]

唐容川《血证论》："右药烧存性为末，铺地出火气，童便酒水随引。黑为水之色，红见黑即止，水胜火之义也，故烧灰取黑。得力全在山栀之清，大黄之降，火清气降，而血自宁。余药皆行血之品，只借以响导耳。吹鼻止衄，刃伤止血，皆可用之。"

[连氏方论]

吐血、咯血，多由火热炽盛，损伤血络，离经妄行所致。血得热则妄行，方中大蓟、小蓟、侧柏叶、茅根、茜草、山栀皆为凉血止血之品，益以棕榈皮收涩止血，荷叶散瘀止血，大黄下行，能泻血分实热，兼以祛瘀。合而成方，以凉血止血为主，同时配伍化瘀之品，使血止而不留瘀。方中诸药均烧炭存性，以加强收涩止血作用，正如葛可久所谓："大抵血热则行，血冷则凝，见黑则止，此定理也。"用藕汁或萝卜汁磨京墨调服，其意亦在增强清热降气止血之效。本方十味药物，均烧灰存性，研为散剂备用，故名"十灰散"。又本方为《十药神书》中的第一方，故原书又名"甲字十灰散"。

槐花散
《普济本事方》

[组成] 槐花炒　柏叶烂杵,焙　荆芥穗　枳壳去穰,细切,麸炒黄,等分

[用法] 原方细末,用清米饮调下二钱,空心食前服。

现代用法:为细末,每服 6 克,开水或米汤调下;亦可作汤剂,水煎服,用量按原方比例酌定。

[功效] 清肠止血,疏风行气。

[主治] 肠风脏毒,大便下血,血色鲜红或紫黯,舌红苔黄,脉数者。

[名医方论]

1. 吴昆《医方考》:"肠风藏毒下血,此方主之。槐花、侧柏能凉大肠之血,荆芥、枳壳能疗大肠之风,风热相搏者治之良。"

2. 张秉成《成方便读》:"肠风者,下血新鲜,直出四射,皆由便前而来,或风客肠中,或火淫金燥,以致灼伤阴络,故血为之逼入肠中而疾出也。脏毒者,下血瘀晦,点滴而下,无论便前便后皆然。此皆由于湿热蕴结,而阴毒之气,久而酿成,以致守常之血,因留着之邪溃裂而出,则渗入肠中而泄矣。然二者之血,与痔漏之血,各自不同,肠风脏毒之血,出于肠脏之间,痔漏之血,出于肛门蚀孔处,治法亦稍有异同也。槐花禀天地至阴之性,疏肝泻热,能凉大肠;侧柏叶生而向西,禀金兑之气,苦寒芳香,能入血分,养阴燥湿,最凉血分之热;荆芥散瘀搜风,枳壳宽肠利气,四味所入之处,俱可相及,宜乎肠风脏毒等病,皆可治耳。"

[连氏方论]

前人认为,大便下血,色鲜红者为肠风,紫黯者为脏毒。究其病因,乃由风热或湿热壅遏大肠血分,热伤阴络而成,正如《医宗金鉴·杂病心法要诀》所说:"便血二证,肠风、脏毒。其本皆热伤阴络,热与风合为肠风,下血多清;热与湿合为脏毒,下血多浊。"方中槐花专清大肠,凉血止血,为君药;柏叶燥湿清热,助君药凉血止血,为臣药;荆芥穗疏风理血,枳壳宽肠行气,共为佐药。诸药合用,既能凉血止血,又清大肠湿热,疏风行气,使血止而无留瘀之弊。用药虽少,配伍得宜,故用治肠风脏毒下血,确有良效。原方以米饮调服,取其兼顾脾胃,使寒凉而不伤中气。

黄土汤

《金匮要略》

[**组成**] 甘草　干地黄　白术　附子炮　阿胶　黄芩各三两(各9克)　灶中黄土半斤(30克)

[**用法**] 原方七味,以水八升,煮取三升,分温二服。

现代用法:先煎灶中黄土,澄清取汁,代水再煎余药,再取汁,入阿胶烊化后温服。

[**功效**] 温阳健脾,养血止血。

[**主治**] 脾气虚寒,不能统血,大便下血,或吐血、衄血,血色紫黯,四肢不温,面色萎黄,舌淡苔白,脉沉细无力者。

[**名医方论**]

1. 张璐《张氏医通》:"《经》言:大肠、小肠皆属于胃,又云:阴络伤则血内溢。今因胃中寒邪,并伤阴络,致清阳失守,迫血下溢二肠,遂成本寒标热之患。因取白术附子汤之温胃助阳,祛阴络之寒,其间但去姜、枣之辛散而加阿胶、地黄以固护阴血。其妙尤在黄芩佐地黄分解血室之标热,灶土领附子直温中土之本寒,使无格拒之虞。然必血色瘀晦不鲜者为宜,若紫赤浓厚光泽者,用之必殆,斯皆审证不明之误,岂立方之故软?"

2. 尤在泾《金匮要略心典》:"下血先便后血者,由脾虚气寒,失其统御之权而血为之不守也。脾去肛门远,故曰远血。黄土温燥入脾,合白术、附子以复健行之气,阿胶、生地黄、甘草以益脱竭之血,而又虑辛温之品,转为血病之厉,故又以黄芩之苦寒,防其太过,所谓有制之师也。"

3. 吴瑭《温病条辨》:"此方则以刚药健脾而渗湿,柔药保肝肾之阴,而补丧失之血,刚柔相济,又立一法,以开学者门径。"

[**连氏方论**]

脾为统血之脏,脾气虚寒,不能统血。方中重用灶中黄土,又名伏龙肝,味辛微温,温中止血,为君药;配合白术、附子健脾温阳,以复脾土统血之权,为臣药;出血量多,阴血亏耗,佐以生地、阿胶、甘草滋阴养血止血;又有黄芩苦寒止血,《本草纲目》载其治"诸失血",且能协助生地、阿胶共同制约黄土、术、附温燥之性,恐其耗血动血,以为反佐;甘草并能调中和药,以为使。诸药合用,刚柔相济,温凉并进,使温阳健脾而不致伤阴动血,滋阴养血而不致妨碍脾阳。

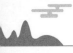

吴鞠通称本方为"甘苦合用,刚柔互济法",可谓配伍得宜。

小蓟饮子
《济生方》

[**组成**] 生地黄洗,四两(24克) 小蓟根(12克) 滑石(12克) 木通(6克) 蒲黄炒(6克) 淡竹叶(9克) 藕节(12克) 当归去芦,酒浸(6克) 山栀子仁(9克) 甘草炙,各半两(6克)

[**用法**] 原方㕮咀,每服四钱,水一盏半,煎至八分,去滓,温服,空心食前。现代用法:水煎服。

[**功效**] 凉血止血,利水通淋。

[**主治**] 下焦热结,血淋,小便频数,赤涩热痛或尿血,舌红,脉数者。

[**名医方论**]

1. 吴昆《医方考》:"下焦结热血淋者,此方主之。下焦之病责于湿热,《经》曰:'病在下者,引而竭之',故用生地、栀子凉而导之,以竭其热;用滑石、通草、竹叶淡而渗之,以竭其湿;用小蓟、藕节、蒲黄消而逐之,以去其瘀血;当归养血于阴,甘草调气于阳。古人治下焦瘀热之病,必用渗药开其溺窍者,围师必缺之义也。"

2. 汪昂《医方集解》:"此手足太阳药也。小蓟、藕节,退热散瘀,生地凉血,蒲黄止血,木通降心肺之火,下达小肠;栀子散三焦郁火,由小便出。竹叶凉心而清肺,滑石泻热而滑窍,当归养阴,能引血归经,甘草益阳,能调中和气也。"

3. 费伯雄《医方论》:"清心与小肠之热,滋肾水而通膀胱,自可以治淋而止痛。"

4. 张秉成《成方便读》:"夫淋之为病,或膏、或砂、或石、或气、或劳,种种不同,血者亦其一也。必小便闭涩,淋沥而下。治此者固当分别,然治病必求其本,疏流必清其源,若不清其源,而徒治其流,无益也。大抵血淋一证,无不皆自心与小肠积热而来,心为生血之脏,小肠为传导之腑,或心移热于小肠,小肠移热于膀胱,有不搏血下渗而为淋者乎?山栀、木通、竹叶清心火下达小肠,所谓清其源也。滑石利窍,分消湿热从膀胱而出,所谓疏其流也。但所瘀之血,决不能复返本原,瘀不去则病终不能瘳,故以小蓟、藕节退热散瘀。然恐瘀去则新血益伤,故以炒黑蒲黄止之,生地养之。当归能使瘀者去而新者生,引诸血各归其所当归之经。用甘草者,甘以缓其急,且以泻其火也。"

［连氏方论］

《素问·气厥论》说:"胞移热于膀胱,则癃溺血。"下焦结热,损伤阴络,迫血下溢,渗入膀胱,与小便俱出,其痛者为血淋,若不痛者为尿血。方中小蓟凉血止血,祛瘀生新;大量生地黄清热凉血,止血消瘀,二味共为君药。臣以炒蒲黄凉血止血,且利水道;藕节收涩止血,兼能化瘀,君臣相配,使血止而不留瘀。《素问·阴阳应象大论》说"其下者,引而竭之",热在下焦,宜因势利导,故佐以滑石、木通、淡竹叶清热利水通淋,栀子仁清泄下焦结热,从小便而出;又有当归祛瘀生新,引血归经,配伍生地,使清热利水而不伤阴血。使以炙甘草缓急止痛,调和诸药。合而成方,共奏凉血止血,利水通淋之效。

胶艾汤
《金匮要略》

［组成］ 芎䓖　阿胶　甘草各二两(各6克)　艾叶　当归各三两(各9克)　芍药四两(12克)　干地黄四两(12克)[干地黄原书未著分量,此据《千金方》补入]

［用法］ 原方七味,以水五升,清酒三升,合煮,取三升,去滓,内胶,令消尽,温服一升,日三服。不差更服。

现代用法:以水三分之二,黄酒三分之一,同煎,去滓,加入阿胶烊化,温服。

［功效］ 养血调经,安胎止漏。

［主治］ 妇人冲任虚损,崩中漏下,或月经过多,淋漓不断,或半产后下血不绝,或妊娠下血,腹中痛者。

［名医方论］

1. 尤怡《金匮要略心典》:"妇人经水淋沥及胎前产后下血不止者,皆冲任脉虚而阴气不能守也。是惟胶艾汤为能补而固之,中有芎、归,能于血中行气,艾叶利阴气,止痛安胎,故亦治妊娠胞阻。胞阻者,胞脉阻滞,血少而气不行也。"

2. 陈修园《金匮方歌括》元犀按:"芎、归、芍、地,补血之药也;然血不自生,生于阳明水谷,故以甘草补之。阿胶滋血海,为胎产百病之要药;艾叶暖子宫,为调经安胎之专品。"

［连氏方论］

冲为血海,任主胞胎,冲任虚损,不能统摄血脉,阴血不能内守,故崩漏下血。方中阿胶甘平,养血止血,《本经》谓其主"女子下血,安胎";艾叶苦辛温,温经止血,《别录》谓其治"妇人漏血",二者皆为调经安胎,治崩止漏之要药,故共为君药。干地黄、芍药、当归、川芎养血调经,化瘀生新,以防止血留瘀,均为辅佐药。血不自生,生于阳明水谷之海,甘草补土,即所以养血,且能调和诸药,甘草配阿胶则善于止血,配芍药则酸甘化阴,缓急止痛;加入清酒同煮,引药入于血脉,并使血止而不留瘀,均为使药。诸药合用,标本兼顾,塞流澄源,共奏养血调经,安胎止漏之效。

第十六章　祛湿剂

第一节　芳香化湿

平胃散
《医方类聚》引《简要济众方》

[**组成**] 苍术_{去黑皮,捣为粗末,炒黄色},四两(120克)　厚朴_{去粗皮,涂生姜汁,炙令香熟},三两(90克)　陈橘皮_{洗令净,焙干},二两(60克)　甘草_{炙黄},二两(60克)

[**用法**] 原方四味,捣罗为散,每服二钱,水一中盏,入生姜二片、枣二枚,同煎至六分,去滓,食前温服。

现代用法:共为细末,每服6克,水煎服。亦可作汤剂,水煎服,用量按原方比例酌情增减。

[**功效**] 燥湿运脾,行气和胃。

[**主治**] 湿阻脾胃,脘腹胀满,不思饮食,口腻无味,呕哕恶心,嗳气反酸,怠惰嗜卧,体重节痛,常多自利,苔白厚腻,脉缓。

[**名医方论**]

1. 吴昆《医方考》:"湿淫于内,脾胃不能克制,有积饮痞膈中满者,此方主之。此湿土太过之证,《经》曰'敦阜'是也。苍术味甘而燥,甘则入脾,燥则胜湿;厚朴味温而苦,温则益脾,苦则燥湿,故二物可以平敦阜之土。陈皮能泄气,甘草能健脾,气泄则无湿郁之患,脾强则有制湿之能,一补一泄,又用药之则也。是方也,惟湿土太过者能用之,若脾土不足及老弱、阴虚之人,皆非所宜也。"

2. 任应秋《病机临证分析》:"此为健脾燥湿之方。苍术苦温,燥湿之力最著,故以为君。厚朴下行以顺气,故以为臣。气行则湿化,故以陈皮佐之。脾得甘而健运,故以甘草为使,庶几胃气复而不逆也。"

[**连氏方论**]

脾主运化,喜燥恶湿,若吸受湿浊之气或过食生冷、油腻之物,均能导致湿困脾胃。方中重用苍术苦温辛烈,燥湿运脾,为君药;臣以厚朴苦辛温,行气化湿,消胀除满;佐以陈皮辛苦温,理气和胃,燥湿健脾;使以甘草补益脾胃,调和诸药,生姜、大枣益胃和中。本方以治湿为主,佐以行气,气行则有助于湿化。如此则脾运复常,胃气和降,诸症自愈。方名"平胃",正如张景岳说:"平胃者,欲平治其不平也……为胃强邪实者设,故其性味从辛、从燥、从苦,而能消能散,惟有滞、有湿、有积者宜之。"

藿香正气散
《太平惠民和剂局方》

[组成] 藿香去土,三两(90克) 大腹皮 白芷 紫苏 茯苓去皮,各一两(各30克) 半夏曲 白术 陈皮去白 厚朴去粗皮,姜汁炙 苦桔梗各二两(各60克) 甘草炙,二两半(75克)

[用法] 原方为细末,每服二钱,水一盏,姜钱三片,枣一枚,同煎至七分,热服,如欲出汗,衣被盖,再煎并服。

现代用法:为散剂,每服6~9克,日服二次,加生姜3片,大枣1枚,水煎服。或作丸剂,每服6~9克,日服二次,温开水送下。亦可作汤剂,水煎服,用量按原方比例酌减。

[功效] 解表化湿,理气和中。

[主治] 外感风寒,内伤湿滞,恶寒发热,头疼,胸膈满闷,脘腹疼痛,恶心呕吐,肠鸣泄泻,舌苔白腻,脉濡。

[名医方论]

1. 汪昂《医方集解》:"此手太阴足阳明药也。藿香辛温,理气和中,辟恶止呕,兼治表里为君。苏、芷、桔梗散寒利膈,佐之以发表邪;厚朴、大腹,行水消满,橘皮、半夏散逆除痰,佐之以疏里滞;苓、术、甘草益脾去湿,以辅正气,为臣使也。正气通畅,则邪逆自除矣"。

2. 吴谦《医宗金鉴·删补名医方论》引吴琨曰:"四时不正之气,由鼻而入,不在表而在里,故不用大汗以解表,但用芬香利气之品以正里。苏、芷、陈、腹、朴、梗,皆气胜者也,故能正不正之气;茯、半、甘草则甘平之品,所以培养中气者也。若病在太阳,与此汤全无干涉,伤寒脉沉发热,与元气本虚之人,并夹阴发热者宜戒。又金不换正气散,即平胃散加半夏、藿香,凡受山岚瘴气及出远方不服水土、吐泻下利者主之。盖平胃散,可以平湿土而消瘴,半夏之燥以醒脾,藿香之芬以开胃。名曰正气,谓能正不正之气也。"

3. 王士雄《温热经纬》:"二方(指藿香正气散和不换金正气散)皆治风寒外感,食滞内停,或兼湿邪,或吸秽气,或伤生冷,或不服水土等证,的是良方。若温暑热证,不兼寒湿者,在所切禁。"

[连氏方论]

本方证乃外感风寒,内伤湿滞所致。方中重用藿香辛温芳香,外解表邪,内化湿浊,理气和中,辟秽止呕,为君药。紫苏、白芷助君药解表散寒,且有芳香化湿之功;半夏曲、陈皮燥湿祛痰,和胃降逆;厚朴、大腹皮化湿散满,下气宽中,使气行则湿浊易去,以上均为臣药。湿滞之成,由于脾不健运,故又以白术、茯苓健脾化湿;桔梗宣肺利膈,以通调水道,排除湿邪,均为佐药。炙甘草益气健脾,调和诸药;生姜、大枣益胃和中,共为使药。综观全方,解表疏里,升清降浊,扶正祛邪,使风寒外散,湿浊内化,气机通畅,脾胃调和,则诸症自愈。本方以藿香为君药,能正不正之气,故方名"藿香正气散"。

第二节　清 热 祛 湿

茵陈蒿汤
《伤寒论》

[组成] 茵陈六两(18克)　栀子十四枚,擘(9克)　大黄二两,去皮(6克)

[用法] 原方三味,以水一斗二升,先煮茵陈,减六升,内二味,煮取三升,去滓,分温三服。

现代用法:水煎服。

[功效] 清热利湿退黄。

[主治] 湿热黄疸,一身面目俱黄,黄色鲜明如橘子色,但头汗出,身无汗,小便不利,腹微满,口渴,舌苔黄腻,脉沉实或滑数。

[名医方论]

1. 尤在泾《伤寒贯珠集》:"热越,热随汗而外越也。热越则邪不蓄而散,安能发黄哉! 若但头汗出而身无汗,剂颈而还,则热不得外达;小便不利,则热不得下泄,而又渴饮水浆,则其热之蓄于内者方炽,而湿之引于外者无已。湿与热得,瘀郁不解,则必蒸发为黄矣。茵陈蒿汤苦寒通泄,使病从小便出也。"

2. 吴谦《医宗金鉴·删补名医方论》引柯琴曰："但头汗出而身无汗,则热不外越。小便不利,则热不下泄,故瘀热在里……肠胃是阳明之里,当泻之于内,故立本方,是逐秽法。茵陈禀北方之气,经冬不调,傲霜凌雪,偏受大寒之气,故能除热邪留结,率栀子以通水源,大黄以调胃实,令一身内外瘀热,悉从小便而出,腹满自减,肠胃无伤,乃合'引而竭之'之法,此阳明利水之圣剂也……此以推陈致新之茵陈,佐以屈曲下行之栀子,不用枳、朴以承气与芒硝之峻利,则大黄但可以润胃燥,而大便之不遽行可知。故必一宿而腹始减,黄从小便去而不由大肠去。仲景立法神奇,匪夷所思耳。"

3. 吴谦《医宗金鉴·订正仲景全书伤寒论注》引方有执曰："茵陈逐湿瘀之黄,栀子除胃家之热,大黄推壅塞之瘀,三物者,苦以泄热,泄热则黄散矣。"

4. 费伯雄《医方论》："凡发黄证,二便不利用大黄,若二便如常,当去大黄用黄连。至寒湿阴黄,则又当于分利中用热药矣。"

[连氏方论]

湿邪与瘀热相合,蕴结于里,热不得外越,湿不得下泄,湿热郁蒸,发为阳黄。方中重用茵陈蒿苦泄下降,功专除湿清热退黄,《本经》谓其主"热结黄疸",《别录》谓其"主通身发黄,小便不利",以其善清肝胆之热,兼理肝胆之郁,故为君药;臣以栀子苦寒,泻火除烦,清热利湿,使湿热从小便而出;佐以少量大黄,通泄瘀热,且利湿热从小便而出,故《本草纲目》谓其治"小便淋沥……黄疸";《温热经纬》引徐灵胎说:"先煮茵陈,则大黄从小便出,此秘法也。"是以原方后注:"小便当利,尿如皂荚汁状,色正赤,一宿腹减,黄从小便去也。"三药配伍,苦泄下降,清热利湿,使邪有去路,则黄疸自退。

三仁汤
《温病条辨》

[组成] 杏仁五钱(15克)　飞滑石六钱(18克)　白通草二钱(6克)　白蔻仁二钱(6克)　竹叶二钱(6克)　厚朴二钱(6克)　生薏仁六钱(18克)　半夏五钱(15克)

[用法] 原方甘澜水八碗,煮取三碗,每服一碗,日三服。

现代用法:水煎服。

[功效] 宣畅气机,清利湿热。

[主治] 湿温初起,邪在气分,头痛恶寒,身重疼痛,面色淡黄,胸闷不饥,午后身热,舌白不渴,脉弦细而濡。

[名医方论]

吴瑭《温病条辨》:"惟以三仁汤轻开上焦肺气,盖肺主一身之气,气化则湿亦化也。湿气弥漫,本无形质,以重浊滋味之药治之,愈治愈坏。"

[连氏方论]

湿温初起,邪气逗留气分,湿重热轻。方中杏仁苦温,善开上焦,宣降肺气,以通调水道,盖肺主一身之气,气化则湿亦化;白蔻仁芳香辛温,行气化湿,作用于上中二焦;生薏仁甘淡微寒,渗利湿热,以其色白入肺,味甘入脾,味淡渗湿,性寒泄热,以上三仁均为君药。半夏、厚朴苦温燥湿,助杏仁、蔻仁宣上畅中;滑石、通草甘淡而寒,助薏仁清利湿热;竹叶辛淡甘寒,轻清透热,淡渗利湿,均为辅佐药。诸药相合,宣上畅中渗下,以治弥漫之湿,其中尤以宣上为主,使气机宣畅,湿祛热清,诸症自解。原方用甘澜水煮,取其甘淡质轻,不致助湿耳。

甘露消毒丹(一名普济解毒丹)
《续名医类案》引叶天士方

[组成] 飞滑石十五两(450克)　淡黄芩十两(300克)　茵陈十一两(330克)　石菖蒲六两(180克)　川贝母　木通各五两(各150克)　藿香　射干　连翘　薄荷　白蔻仁各四两(各120克)

[用法] 原方生晒研末,每服三钱,开水调下,或神曲糊丸,如弹子大,开水化服亦可。

现代用法:各药生晒,共研细末,作丸剂或散剂,每服9克,日服二次;亦可作汤剂,水煎服,用量按原方比例酌减。

[功效] 清热解毒,利湿化浊。

[主治] 湿温时疫,邪在气分,发热倦怠,胸闷腹胀,肢酸咽肿,周身发黄,颐肿口渴,小便短赤,吐泻疟痢,淋浊疮疡,舌苔淡白,或厚腻或干黄者。

[名医方论]

赵绍琴《温病纵横》:"方中黄芩清热燥湿,连翘、射干清热解毒,茵陈、滑石、木通清利湿热,藿香、石菖蒲、白豆蔻、茵陈皆芳香之品,有化湿辟秽之功。湿热蕴蒸,易生痰浊,故用川贝母以清化热痰,薄荷配连翘,轻清宣透,疏通气机,透达热邪。诸药配伍,芳香化湿辟秽,淡渗分利湿热,寒凉清热解毒。感受湿热秽浊之邪,用之多可获效。"

[连氏方论]

本方证乃感受湿温时疫,邪在气分,湿热并重,郁阻气机,蕴蒸不解之候。方中重用飞滑石甘淡而寒,祛暑清热,利水除湿,为君药。黄芩苦寒,清热燥湿,茵陈苦平微寒,清利湿热,共为臣药。连翘、射干苦寒,清热解毒,木通苦寒,清热利湿;石菖蒲、藿香、白蔻仁辛温芳香,化湿辟秽,宣畅气机,气化则湿易化;湿热蕴蒸,易生痰浊,川贝母苦甘微寒,清化痰热;薄荷辛凉,轻清宣透,使热邪从里外达,以上均为佐药。诸药配伍,寒凉清热解毒,淡渗分利湿热,芳香化湿辟秽,三法齐备。而三法之中,又以清热为主,渗湿为辅,芳化为佐,主次分明,用治湿热秽浊之邪,多获良效。本方清热于湿中,渗湿于热下,以消除湿热毒邪,一若甘露降而暑气潜消,故名之曰“甘露消毒丹”。

八正散
《太平惠民和剂局方》

[组成] 车前子　瞿麦　萹蓄　滑石　山栀子仁　甘草炙　木通　大黄面裹煨,去面,切焙,各一斤(各500克)

[用法] 原方为散,每服二钱,水一盏,入灯心煎至七分,去滓温服,食后临卧。小儿量力少少与之。

现代用法:水煎服,用量按原方比例酌减。

[功效] 清热泻火,利水通淋。

[主治] 湿热下注,发为热淋,血淋,石淋,尿频涩痛,淋沥不畅,小便黄赤,甚或癃闭不通,小腹胀满,咽干口燥,舌质红苔黄腻,脉数实者。

[名医方论]

汪昂《医方集解》:“此手足太阳、手少阳药也。木通、灯草清肺热而降心火,肺为气化之源,心为小肠之合也;车前清肝热而通膀胱,肝脉络于阴器,膀胱津液之府也;瞿麦、萹蓄,降火通淋,此皆利湿而兼泻热者也;滑石利窍散结,栀子、大黄苦寒下行,此皆泻热而兼利湿者也;甘草合滑石为六一散,用梢者,取其径达茎中,甘能缓痛也。虽治下焦而不专于治下,必三焦通利,水乃下行也。”

[连氏方论]

湿热下注,蓄于膀胱,则水道不利,发为诸淋。方中瞿麦苦寒沉降,清热泻火,利水通淋,《本经》谓其“主关格,诸癃结,小便不通”,《本草备要》谓其“逐膀胱邪热,为治淋要药”,故为君药;萹蓄苦平,清热利水通淋,《本草纲目》

谓其"利小便",为臣药；木通苦寒，车前子、滑石甘寒，均能清热利水通淋，山栀苦寒泄热，清利三焦，导湿热从小便而去，煨大黄苦寒下达，泻火凉血，除湿热，利小便，《珍珠囊》谓其"除下焦湿热"，《本草纲目》谓其"治小便淋沥"，以上均为佐药；炙甘草调和诸药，以防苦寒太过，损伤胃气，且能缓急止痛，为使药。以上八味，清热泻火，利水通淋，以治湿热下注之淋证，"热者寒之"，为正治之法，又制成散剂煎服，故名之曰"八正散"。原方入灯心煎，取其味淡气轻，有清热利水之效，因其专入心肺二经，清肺热而降心火，肺为气化之源，心为小肠之合也。

二妙散
《丹溪心法》

[**组成**] 黄柏炒　苍术米泔浸炒（各等分）[原方不注分量]

[**用法**] 原方二味为末，沸汤，入姜汁调服。二物皆有雄壮之气，表实气实者，加酒少许佐之。

现代用法：作散剂，或作丸剂，每服 6 克，日服两次，白开水或生姜汤送下。亦可作汤剂，水煎服，用量根据病情酌定。

[**功效**] 清热燥湿。

[**主治**] 湿热下注，下肢痿软无力，或足膝红肿热痛，带下淋浊，或下部湿疮，舌苔黄腻。

[**名医方论**]

1. 张秉成《成方便读》："治湿热盛于下焦而成痿证者。夫痿者，萎也，有软弱不振之象。其病筋脉弛张，足不任地，步履歪斜，此皆湿热不攘，蕴留经络之中所致。然湿热之邪，虽盛于下，其始未尝不从脾胃而起，故治病者，必求其本，清流者，必洁其源。方中苍术辛苦而温，芳香而燥，直达中州，为燥湿强脾之主药。但病既传于下焦，又非治中可愈，故以黄柏苦寒下降之品，入肝肾直清下焦之湿热，标本并治，中下两宣。如邪气盛而正不虚者，即可用之。本方加入牛膝，为三妙丸。以邪之所凑，其气必虚，若肝肾不虚，湿热决不流入筋骨。牛膝补肝肾，强筋骨，领苍术、黄柏入下焦而祛湿热也。再加苡仁，为四妙丸。因《内经》有云：'治痿独取阳明'。阳明者，主润宗筋，宗筋主束筋骨而利机关也。苡仁独入阳明，祛湿热而利筋络，故四味合而用之，为治痿之妙药也。"

2. 任应秋《病机临证分析》："此为除湿热之方。苍术所以胜湿，黄柏所以清热,寒温相济,湿热自除。"

[连氏方论]

久居湿地或冒雨涉水,湿热郁蒸,浸淫筋脉,以致筋脉弛缓不用,故下肢痿软无力,乃成痿证。方中黄柏苦寒,清热燥湿,苍术苦温燥湿,两味合用,具有清热燥湿之效,对于湿热下注而正气未虚者,最为合拍。正如王晋三所说:"此偶方之小制也……治阴分之湿热,有如鼓应桴之妙",故以"二妙"名之。

第三节 利水渗湿

五苓散
《伤寒论》

[组成]猪苓十八铢,去皮(9克) 泽泻一两六铢(15克) 茯苓十八铢(9克) 桂枝半两,去皮(6克) 白术十八铢(9克)

[用法]原方五味捣为散,以白饮和服方寸匕,日三服,多饮暖水,汗出愈,如法将息。

现代用法:作散剂,每服6~9克,日服二次,空腹以温水或米汤送服。或作汤剂,水煎服。

[功效]化气利水。

[主治]

1. 外有表证,内有蓄水,头痛微热,渴欲饮水,或水入则吐,心下痞满,小便不利,少腹急迫不舒,舌苔白腻,脉浮。

2. 水湿内停所致的水肿,身重,泄泻,小便不利,以及霍乱吐泻等证。

3. 痰饮,脐下动悸,吐涎沫而巅眩者。

[名医方论]

1. 罗美《古今名医方论》引赵羽皇曰:"人身之水有二:一为真水,一为客水。真水者,即天乙之所生;客水者,即食饮之所溢。故真水惟欲其升,客水惟欲其降。若真水不升,则水火不交而为消渴;客水不降,则水土相混而为肿满。五苓散一方,为行膀胱之水而设,亦为逐内外水饮之首剂也。盖水液虽注于下焦,而三焦俱有所统,故肺金之治节有权,脾土之转输不息,肾关之开阖得宜,则溲溺方能按时而出。若肺气不行,则高源化绝;中州不运,则阴水泛流;坎脏无阳,则层冰内结,水终不能自行。不明其本,而但理其标,可乎? 方用白术以培土,土旺而阴水有制也;茯苓以益金,金清而通调水道也;桂味辛热,且达下焦,味辛则能化气,性热专主流通,州都温暖,寒水自行,再以泽泻、猪苓之淡渗者佐之,禹功可奏矣。先哲有曰:水之得以安流者,土为之堤防也;得以长流者,火为之蒸动也。无水则火不附,无火则水不行,旨哉言乎!"罗东逸曰:"伤寒之用五苓,允为太阳寒邪犯本,热在膀胱,故以五苓利水泻热,然用桂枝者,所以宣邪而仍治太阳也。杂症之用五苓者,特以膀胱之虚,寒水为壅,兹必肉桂之厚以君之,而虚寒之气始得运行宣泄。二证之用稍异,不可不辨。"

2. 吴谦《医宗金鉴·删补名医方论》:"是方也,乃太阳邪热入府,水气不化,膀胱表里药也。一治水逆,水入则吐;一治消渴,水入则消。夫膀胱者,津液之府,气化则能出矣。邪热入之,若水盛则水壅不化而水蓄于上,膀胱之气化不行,致小便不利也。……然小便利者不可用,恐重伤津液也。由此可知五苓散非治水热之专剂,乃治水热小便不利之主方也。君泽泻之咸寒,咸走水府,寒胜热邪。佐二苓之淡渗,通调水道,下输膀胱,并泻水热也。用白术之燥湿,健脾助土,为之堤防以制水也。用桂之辛温,宣通阳气,蒸化三焦以行水也。泽泻得二苓下降,利水之功倍,小便利而水不蓄矣。白术须桂上升,通阳之效捷,气腾津化渴自止也。若发热表不解,以桂易桂枝,服后多服暖水,令汗出愈。是此方不止治停水小便不利之里,而犹解停水发热之表也。加人参名春泽汤,其意专在助气化以生津。加茵陈名茵陈五苓散,治湿热发黄,表里不实,小便不利者,无不克也。"

3. 费伯雄《医方论》:"湿为地之气,其中人也缓,其入人也深,其为病也不可以疾而已。坐卧卑湿,汗渍雨淋,此湿之自外来者也;多食浓腻,过嗜茶酒,此湿之自内生者也。治湿必先理脾,脾土健运,始能渗湿,此定法也。又须分利,使浊阴从下而出,亦定法也。五苓散,仲景本为脉浮,小便不利,微热消渴,表里有病者而设。方中宜用桂枝,不可用肉桂。后人遂通治诸湿腹满,水饮水肿,呕吐泄泻,水寒射肺,或喘或咳,中暑烦渴,身热头痛,膀胱热,便秘而渴,霍乱吐泻,痰饮湿疟,身痛身重等症。总之,治寒湿则宜用肉桂,不宜用桂枝。若重阴生阳,积湿化热,便当加清利之药,并桂枝亦不可用矣。"

[连氏方论]

太阳经表邪未解,外邪循经内传太阳之腑膀胱,以致膀胱气化不利,水蓄下焦。方中重用泽泻甘淡而寒,入膀胱经,利水渗湿,为君药;臣以茯苓、猪苓甘淡渗湿,通利水道;佐以白术苦甘而温,健脾燥湿利水,乃培土以制水也;使以少量桂枝,辛甘而温,既能外解太阳之表,又能温化膀胱之气。五药相合,以令气化水行。原方捣为散,以白饮(即米汤)和服,并多饮暖水,助药力以发汗,令其汗出尿通,则表里双解矣。

猪苓汤
《伤寒论》

[**组成**] 猪苓去皮　茯苓　泽泻　阿胶　滑石碎　各一两(各9克)

[**用法**] 原方五味,以水四升,先煮四味,取二升,去滓,内阿胶烊消,温服七合,日三服。

现代用法:水煎去滓,内阿胶烊消后服。

[**功效**] 利水清热养阴。

[**主治**] 阴虚水热互结,小便不利,发热,渴欲饮水,或心烦不得眠,或兼下利,咳嗽,呕吐者。

[**名医方论**]

1. 吴昆《医方考》:"伤寒少阴下利而主此方者,分其小便而下利自止也;伤寒渴欲饮水,小便不利而主此方者,导其阳邪由溺而泄,则津液运化,而渴自愈也。又曰:猪苓质枯,轻清之象也,能渗上焦之湿;茯苓味甘,中宫之性也,能渗中焦之湿;泽泻味咸,润下之性也,能渗下焦之湿;滑石性寒,清肃之令也,能渗湿中之热。四物皆渗利,则又有下多亡阴之惧,故用阿胶佐之,以存津液于决渎尔。"

2. 罗美《古今名医方论》引赵羽皇曰:"仲景制猪苓汤,以行阳明、少阴二经水热;然其旨全在益阴,不专利水。盖伤寒在表,最忌亡阳,而里虚又患亡阴。亡阴者,亡肾中之阴与胃家之津液也。故阴虚之人,不但大便不可轻动,即小水亦忌下通。倘阴虚过于渗利,津液不致耗竭乎?方中阿胶养阴生新去瘀,于肾中利水,即于肾中养阴;滑石甘滑而寒,于胃中去热,亦于胃家养阴;佐以二苓之淡渗者行之,既疏浊热而不留其瘀壅,亦润真阴而不苦其枯燥,源清而流有不清者乎?顾太阳利水用五苓者,以太阳职司寒水,故急加桂以温之,是暖肾以行水也;阳明、少阴之用猪苓,以二经两关津液,特用阿胶、滑石以润之,是滋养无形以行有形也。利水虽同,寒温迥别,惟明者知之。"

3. 王孟英《温热经纬》引周禹载曰:"用猪苓之淡渗与泽泻之咸寒,与五苓不异,而此易术以胶者,彼属气,此属血也;易桂以滑石者,彼有表,而此为消热也。然则所蓄之水去,则热消矣;润液之味投,则渴除矣。"

[连氏方论]

伤寒之邪传入阳明或少阴,化而为热。邪热伤阴,阴虚气化不利,则水湿停聚。方中猪苓甘平,以淡渗见长,《本经》载其"利水道",故为君药;茯苓甘平,淡渗利水,泽泻甘淡利水,性寒又能泻膀胱之热,共为臣药;滑石甘寒而滑,寒能清热,滑利水道,使水热俱从小便而去,阿胶甘平,滋阴润燥,且防诸药渗利伤阴之弊,共为佐药。五药合而成方,利水而不伤阴,滋阴而不敛邪,使水去而热解,阴复则烦除,而成利水清热养阴之剂,但总以利水为主,清热养阴次之。

五皮散（一名五皮饮）
《华氏中藏经》

[组成] 生姜皮　桑白皮　陈橘皮　大腹皮　茯苓皮各等分

[用法] 原方为粗末,每服三钱,水一盏半,煎至八分,去滓,不计时候温服,忌生冷油腻硬物。

现代用法:水煎服,用量按原方比例酌定。

[功效] 利水消肿,行气健脾。

[主治] 水肿,头面四肢悉肿,肢体沉重,心腹胀满,上气促急,小便不利,舌苔白腻者。

[名医方论]

1. 张秉成《成方便读》:"治水病肿满,上气喘急,或腰以下肿,此亦肺之治节不行,以致水溢皮肤,而为以上诸证。故以桑皮之泻肺降气,肺气清肃,则水自下趋。而以茯苓之从上导下,大腹之宣胸行水,姜皮辛凉解散,陈皮理气行痰。皆用皮者,因病在皮,以皮行皮之意。然肺脾为子母之脏,子病未有不累及其母也,故肿满一证,脾实相关。否则脾有健运之能,土旺则自可制水,虽肺之治节不行,决无肿满之患。是以陈皮、茯苓两味,本为脾药,其功用皆能行中带补,匡正除邪,一举而两治之,则上下之邪,悉皆涣散耳。"

2. 任应秋《病机临证分析》:"此为消水肿之通剂。水肿之本,肺脾肾也。桑白、大腹消肺水,陈皮、生姜消脾水,茯苓消肾水,而五药均以气胜,气行则水行也。"

[连氏方论]

脾属土,气化水。方中陈橘皮辛苦温,理气化湿和中,为宣通疏利之品,茯苓皮甘平,利水渗湿消肿,专治水肿肤胀,两药相配,使气行湿化,土能制水,共为君药;桑白皮甘寒,泻肺降气,行水消肿,使肺气清肃,水自下趋,大腹皮辛微温,下气利水,生姜皮辛凉,利水消肿,共为辅佐药。五药相合,体现了行气与利水同用的配伍方法,使气行则水行,共奏疏理脾气,利湿消肿之效。本方五药皆用其皮,取以皮行皮之意,且作散剂煎服,故名曰"五皮散"。

防己黄芪汤
《金匮要略》

[**组成**] 防己一两(12克) 黄芪一两一分,去芦(15克) 白术三分(9克) 甘草半两,炙(6克)

[**用法**] 原方锉,每服五钱匕,生姜四片,枣一枚,水盏半,煎取八分,去滓温服,良久再服。

现代用法:加姜、枣适量,水煎服。

[**功效**] 益气祛风,健脾利水。

[**主治**] 风水或风湿,脉浮身重,汗出恶风,小便不利者。

[**名医方论**]

1. 汪昂《医方集解》:"此足太阳、太阴药也。防己大辛苦寒,通行十二经,开窍泻湿,为治风肿水肿之主药;黄芪生用达表,治风注肤痛,温分肉实腠理;白术健脾燥湿,与黄芪并能止汗为臣;防己性险而捷,故用甘草甘平以缓之,又能补土制水为佐;姜、枣辛甘发散,调和营卫为使也。"

2. 尤怡《金匮要略心典》:"风湿在表,法当从汗而解,乃汗不待发而自出,表尚未解而已虚,汗解之法,不可守矣。故不用麻黄出之皮毛之表,而用防己驱之肌肤之里,服后如虫行皮中及腰下如冰,皆湿下行之征也。然非芪、术、甘草,焉能使卫阳复振而驱湿下行哉?"

3. 吴谦《医宗金鉴·订正仲景全书金匮要略注》:"脉浮风也,身重湿也,寒湿则脉沉,风湿则脉浮。若浮而汗不出恶风者,为实邪,可与麻黄杏仁薏苡甘草汤汗之。浮而汗出恶风者,为虚邪,故以防己、白术以去湿,黄芪、甘草以固表,生姜、大枣以和荣卫也。"

4. 王旭高《退思集类方歌注》:"黄芪汤方下云:'服药当如虫行皮中,从腰下如冰',可知其汗仅在上部而不至于下,即用白术内治其湿,尤必外用被围腰下,接令取汗,以通阳气也。余治太阳腰髀痛,审证参用两方,如鼓应桴,并识之。"

[连氏方论]

　　本方所治之风水、风湿,乃由表气不固,外受风邪,水湿郁于肌腠所致。方中重用生黄芪甘微温,益气固表,且能利水,《药征》谓其"主治肌表之水",防己大苦辛寒,祛风利水,与黄芪相配,利水力强而不伤正,共为君药;臣以白术苦甘温,健脾燥湿,既助防己以利水,又助黄芪固表止汗;佐以甘草益气健脾,使脾胃健运,水湿自去,且能调和诸药,缓和防己大苦辛寒之性,又为使药;生姜、大枣辛甘发散,调和营卫,亦为使药。全方药仅六味,扶正祛邪,相得益彰,使卫强表固,则风邪去而不致复入;脾气健运,则水湿去而不致复聚。表虚风水、风湿诸症,自可向愈。原方后云"服后当如虫行皮中"。即是卫阳复振,风湿欲解之验。又云"从腰下如冰,后坐被上,又以一被绕腰以下,温令微汗差",此为外护之法,以通阳气。

第四节　温化水湿

实脾散

《济生方》

　　[组成] 厚朴去皮,姜制,炒　白术　木瓜去瓤　木香不见火　草果仁　大腹子　附子炮,去皮脐　白茯苓去皮　干姜炮,各一两(各30克)　甘草炙,半两(15克)

　　[用法] 原方㕮咀,每服四钱,水一盏半,生姜五片,枣子一枚,煎至七分,去滓,温服,不拘时候。

　　现代用法:加生姜5片,大枣1枚,水煎服,用量按原方比例酌减。

　　[功效] 温阳健脾,行气利水。

　　[主治] 阴水,肢体浮肿,尤以身半以下肿甚,胸腹胀满,身重食少,手足不温,口中不渴,小便短少而清白,大便溏薄,舌淡苔腻,脉沉迟或沉细者。

　　[名医方论]

　　1. 汪昂《医方集解》:"此足太阴药也。脾虚故以白术、苓、草补之,脾寒故以姜、附、草蔻温之,脾湿故以大腹、茯苓利之,脾满故以木香、厚朴导之。然土之不足,由于木之有余,木瓜酸温,能于土中泻木,兼能行水,与木香同为平肝之品,使木不克土而肝和,则土能制水而脾实矣。经曰:湿胜则地泥,泻水正所以实土也。"

2. 吴谦《医宗金鉴·删补名医方论》:"脾胃虚,则土不能制水,水妄行肌表,故身重浮肿。用白术、甘草、生姜、大枣,以实脾胃之虚也。脾胃寒,则中寒不能化水,水停肠胃,故懒食不渴,二便不实。用姜、附、草果,以温脾胃之寒。更佐大腹、茯苓、厚朴、木香、木瓜者,以导水利气。盖气者水之母也,土者水之防也,气行则水行,土实则水治,故名曰'实脾'也。然此方导水利气之力有余,阴水寒胜而气不虚者,固所宜也。若气少声微,则必以理中汤加附子,数倍茯苓以君之,温补元气以行水,为万当也。"

[连氏方论]

阴水缘于脾肾阳虚,气不化水,水湿内停所致。方中附子、干姜大辛大热,温壮脾肾,扶阳抑阴,为君药;白术、茯苓健脾益气,渗湿利水,为臣药;佐以厚朴散满,木香行气,大腹子(即槟榔)行气利水,草果仁温中燥湿,尤妙在木瓜一味,酸以收敛阴津,温以去湿和中,既可监制辛热之品,以免伤阴,且使水去而津不伤;使以甘草、生姜、大枣和诸药而调营卫,其中生姜用量较多,亦有温散水气之功。诸药合用,温阳健脾,行气利水,诚如《医宗金鉴》所说:"气者水之母也,土者水之防也。气行则水行,土实则水治,故名曰'实脾'也。"

苓桂术甘汤
《金匮要略》

[组成] 茯苓四两(12克)　桂枝三两,去皮(9克)　白术二两(6克)　甘草二两,炙(6克)

[用法] 原方上四味,以水六升,煮取三升,去滓,分温三服。

现代用法:水煎服。

[功效] 温阳利水,健脾化饮。

[主治] 痰饮,胸胁支满,目眩心悸,短气而咳,舌苔白滑,脉弦滑或沉紧。

[名医方论]

1. 汪昂《医方集解》:"此足太阴药也。喻嘉言曰:'茯苓治痰饮,伐肾邪,渗水道;桂枝通阳气,开经络,和营卫;白术燥痰水,除胀满,治风眩;甘草得茯苓,则不资满而反泄满,故《本草》曰:甘草能下气除烦满。此证为痰饮阻抑其阳,故用阳药以升阳而化气也。"

2. 尤在泾《金匮要略心典》:"苓桂术甘,温中祛湿,治痰饮之良剂,是即所谓有温药也。盖痰饮为结邪,温则易散,内属脾胃,温则能运耳。"

3. 吴谦《医宗金鉴·删补名医方论》引赵良曰:"《灵枢》谓心胞络之脉动则病胸胁支满者,谓痰饮积于心胞,其病则必若是也。目眩者,痰饮阻其胸中之阳,不能布精于上也。茯苓淡渗,遂饮出下窍,因利而去,故用以为君。桂枝通阳输水走皮毛,从汗而解,故以为臣。白术燥湿,佐茯苓消痰以除支满;甘草补中,佐桂枝建土以制水邪也。夫短气有微饮,此水饮停蓄,呼吸不利而然也。《金匮》并出二方,妙义益彰。呼气之短,用苓桂术甘汤之轻清以通其阳,阳化气则小便能出矣;吸气之短,用肾气丸之重降以通其阴,肾气通则关门自利矣。"

4. 吴谦《医宗金鉴·订正仲景全书金匮要略注》引李彣曰:"胸胁支满,痰饮停滞于中也;目眩,阻遏阳气不上升也。茯苓淡渗以利水饮,桂枝宣导以行阳气,白术去湿健脾,甘草和中益气,同为补土制水之剂。"

[连氏方论]

中焦阳虚,脾失健运,气不化水,聚湿生痰成饮。方中重用茯苓健脾渗湿利水,《本经》谓其"主胸胁逆气……利小便",故为君药;桂枝温阳化气利水,为臣药;白术健脾燥湿利水,为佐药;炙甘草调和诸药,且配茯苓、白术补脾益气,伍以桂枝辛甘化阳,为使药。四药合用,使中阳复而气化行,脾运健而饮邪去,实为治本之法。亦是《金匮要略》"病痰饮者,当以温药和之""夫短气有微饮,当从小便去之"的具体方剂。可见和以温药,利其小便,为治疗痰饮病的重要方法。

鸡鸣散

《类编朱氏集验方》引淮头老兵方

[组成] 槟榔七枚(12克)　陈皮　木瓜各一两(9克)　吴茱萸二钱(3克)　桔梗半两(4.5克)　生姜和皮,半两(4.5克)　紫苏茎叶三钱(6克)

[用法] 原方为粗末,分作八服,隔宿用水三大碗,慢火煎,留半碗;去滓,留水二碗,煎滓,取一小碗,两次以煎汁相和,安顿床头,次日五更分二三次服,只是冷服,冬月略温亦得,服了用饼饵压下,如服不尽,留次日渐渐吃亦可。服此药至天明,大便当下一碗许黑粪水,即是元肾家感寒湿毒气下来也。至早饭前后痛住肿消,但只是放迟迟吃物,候药力过,此药不是宣药,并无所忌。

现代用法:作汤剂,水煎,晨起空腹分 2~3 次冷服。用量按原方比例酌情增减。

[**功效**] 下气降浊,温化寒湿。

[**主治**] 湿脚气。足胫肿重无力,行动不便,麻木冷痛,甚则胸闷泛恶;亦治风湿流注脚足,痛不可忍,筋脉肿大者。

[**名医方论**]

1. 王晋三《绛雪园古方选注》:"《经》以脚气名厥,汉名缓风,宋、齐后始名脚气。按前贤论,皆由风寒暑湿乘袭于三阴经,宜急为重剂以治之。《外台》疗脚气惟唐侍中方为最验,至明·周文采《医方选要》鸡鸣散,药品相同,惟多桔梗一味,取义于五更服,故曰鸡鸣散。紫苏色赤气香,通行气血,专散风毒,同生姜则去寒,同木瓜则收湿,佐以桔梗开上焦之气,广皮开中焦之气,妙在吴茱萸泄降下逆,更妙在槟榔沉重性坠,诸药直达下焦,开之、散之、泄之、收之,俾毒邪不得上壅入腹冲心而成危候。鸡鸣时服者,从阳注于阴也;服药须冷者,从阴以解邪也。"

2. 陈修园《时方歌括》:"寒湿之气着于下焦而不去,故用生姜、吴茱萸以驱寒,橘红、槟榔以除湿,然驱寒除湿之药颇多,而数品皆以气胜;加以紫苏为血中之气药,辛香扑鼻,更助其气,气盛则行速,取着者行之之义也。又佐以木瓜之酸、桔梗之苦,《经》云:'酸苦涌泄为阴',俾寒湿之气得大气之药,从微汗而解之;解之而不能尽者,更从大便以泄之,战则必胜之意也。其服于鸡鸣时奈何?一取其腹空,则药力专行;一取其阳盛,药得气也。其必冷服奈何?以湿为阴邪,冷汁亦为阴属,以阴从阴,混为一家,先诱之而后攻之也。"

[**连氏方论**]

《灵枢·百病始生》说:"清湿袭虚,则病起于下,"《外台秘要》说:"夫脚气者,壅疾也。"惟宣通可去壅滞。方中重用槟榔辛苦而温,下气逐湿,为君药;臣以陈皮辛苦而温,理气燥湿,木瓜酸温,舒筋活络,和胃化湿,《医宗必读》记载"脚气惟兹最妙";佐以吴茱萸辛苦大热,下气散寒,生姜辛温,散寒化湿,紫苏叶辛温香窜,香能透表,温可散寒,且其同陈皮则行气,配木瓜则散湿;使以桔梗宣开上焦肺气,使气化则湿化,升清有利于降浊。诸药配伍,开上、导下、疏中,共奏下气降浊,温化寒湿之效,俾久着之寒湿从大便而出,用治湿脚气颇有良效。原方于五更时服用,五更鸡鸣乃阳升之时,阳升则阴降,使寒湿阴邪随阳气升发而散之,取其空腹服,则药力专行,故方名"鸡鸣散"。药取冷服,以寒湿为阴邪,冷服则以阴从阴,可以避免格拒之弊,有助于提高疗效,正如《素问·五常政大论》所说"治寒以热,凉而行之",亦为从治之法。

第五节 祛风胜湿

羌活胜湿汤
《内外伤辨惑论》

[**组成**] 羌活 独活各一钱(各3克) 藁本 防风 甘草 川芎各五分(各1.5克) 蔓荆子三分(1克)

[**用法**] 原药㕮咀,都作一服,水二盏,煎至一盏,去滓,大温服,空心食前。现代用法:水煎服。

[**功效**] 祛风胜湿。

[**主治**] 风湿在表,头痛头重,腰脊重痛,或一身尽痛,难以转侧,恶寒微热,苔白腻,脉浮缓。

[**名医方论**]

1. 吴昆《医方考》:"外伤于湿,一身尽痛者,此方主之。脾胃虚弱,湿从内生者,二陈、平胃之类主之。水停于膈,湿盛濡泻者,六一、五苓之类主之。水渗皮肤,肢肿黄胀者,五皮、茵陈之类主之。今湿流关节,非上件所宜矣。经曰:风胜湿。故用羌、防、藁、独、芎、蔓诸风药以治之。以风药而治湿,如卑湿之地,风行其上,不终日而湿去矣。又曰:无窍不入,惟风为能。故凡关节之病,非风药不可。用甘草者,以风药悍燥,用以调之,此之谓有制之兵也。"

2. 汪昂《医方集解》:"此足太阳药也。经曰:风能胜湿,如物之湿,风吹则干羌、独、防、藁、芎、蔓皆风药也,湿气在表,六者辛温升散,又皆解表之药,使湿从汗出,则诸邪散矣。藁本专治太阳寒湿;荆、防善散太阳风湿,二活祛风胜湿,兼通关节,川芎能升厥阴清气,上治头痛,甘草助诸药辛甘发散为阳,气味甘平,发中有补也。若水湿在里,则当用行水渗泄之剂。"

3. 张璐《张氏医通》:"此治头顶之湿,故用羌、防、芎、藁一派风药,以祛上盛之邪……其妙用尤在缓取微似之汗,故剂中加用甘草,以缓诸药辛散之性,则湿著之邪亦得从之缓去,无借大开汗孔急驱风邪之法,使肌腠馁弱无力,湿邪因之内缩,但风去而湿不去也。"

[**连氏方论**]

太阳主一身之表,《灵枢·经脉》说:"膀胱足太阳之脉……从巅入络脑,还出别下项……挟脊,抵腰中。"方中羌活辛苦而温,味薄气雄,功专上升,《本经逢原》谓其"治足太阳风湿相搏,一身尽痛",有祛风胜湿止痛之效,为君药。臣以独活辛苦微温,助羌活通达周身,祛风胜湿止痛,《本经逢原》谓其"升中有降,能通达周身而散风胜湿"。佐以藁本辛温升散,善达头巅,祛风胜湿,《珍珠囊》谓其"治太阳头痛,巅顶痛";防风辛甘微温,善祛风邪,胜湿止痛;川芎辛温升散,升清阳,祛风湿,为治头痛要药,配羌活尤善治太阳头痛;蔓荆子苦辛平,体轻而浮,上升而散,祛风除湿以止头痛。使以炙甘草调和诸药,甘以缓之,使诸风药不致发散太过,令湿着之邪能从微汗而去。原方剂量较轻,取"轻可去实"之意,服本方发汗,当以微汗为佳,使风湿之邪得以并去,若大发其汗,但风气去而湿不去,病必不除。

独活寄生汤
《备急千金要方》

[组成] 独活三两(9克)　寄生　杜仲　牛膝　细辛　秦艽　茯苓　桂心　防风　芎䓖　人参　甘草　当归　芍药　干地黄各二两(各6克)

[用法] 原方十五味药,㕮咀,以水一斗,煮取三升,分三服,温身勿冷也。
现代用法:水煎服。

[功效] 益肝肾,补气血,祛风湿,止痹痛。

[主治] 肝肾两虚,风寒湿痹,腰膝冷痛,腿足屈伸不利,或麻木不仁,畏寒喜温,舌淡苔白,脉象细弱。

[名医方论]

1. 吴昆《医方考》:"肾气虚弱,肝脾之气袭之,令人腰膝作痛,屈伸不便,冷痹无力者,此方主之。肾,水藏也。虚则肝脾之气凑之,故令腰膝实而作痛,屈伸不便者,筋骨俱病也。《灵枢经》曰:'能屈而不能伸者,病在筋;能伸而不能屈者,病在骨。'故知屈伸不便,为筋骨俱病也。冷痹者,阴邪实也。无力者,气血虚也。是方也,独活、寄生、细辛、秦艽、防风、桂心,辛温之品也,可以升举肝脾之气,肝脾之气升,则腰膝弗痛矣。当归、熟地、白芍、川芎、杜仲、牛膝者,养阴之品也,可以滋补肝肾之阴,肝肾之阴补,则足得血而能步矣。人参、茯苓、甘草者,益气之品也,可以长养诸藏之阳,诸脏之阳生,则冷痹去而有力矣。"

2. 汪昂《医方集解》:"此足少阴、厥阴药也。独活、细辛入少阴,通血脉,偕秦艽、防风疏经升阳以祛风。桑寄生益气血,祛风湿,偕杜仲、牛膝健骨强筋而固下。芎、归、芍、地，所以活血而补阴，参、桂、苓、草，所以益气而补阳。辛温以散之，甘温以补之，使血气足而风湿除，则肝肾强而痹痛愈矣。"

3. 张秉成《成方便读》："此亦肝肾虚而三气乘袭也，故以熟地、牛膝、杜仲、寄生补肝益肾，壮骨强筋；归、芍、川芎，和营养血，所谓治风先治血，血行风自灭也；参、苓、甘草，益气扶脾，又所谓祛邪先补正，正旺则邪自除也。然病因肝肾先虚，其邪必乘虚深入，故以独活、细辛之入肾经，能搜伏风，使之外出；桂心能入肝肾血分而祛寒；秦艽、防风，为风药卒徒，周行肌表，且又风能胜湿耳。"

［连氏方论］

腰为肾之府，膝为筋之会。肝肾两虚，则风寒湿邪乘虚客于腰膝。方中重用独活辛苦微温，入足少阴肾经，祛风胜湿，蠲痹止痛；寄生苦平，入肝肾经，补肝肾，强筋骨，除风湿，《本经》谓其"主腰痛"，《别录》谓其"去痹"，以上二味共为君药。臣以杜仲甘辛温，滋补肝肾，强筋健骨，《本经》谓其"主腰脊痛……坚筋骨"；牛膝苦酸平，补肝肾，强腰膝，且能活血，通利关节，《本经》谓其"主寒湿痿痹，四肢拘挛，膝痛不可屈伸"，佐以人参、茯苓、甘草益气扶正，所谓"祛邪先补正，正旺邪自除"；川芎、当归、芍药、地黄养血和营，所谓"治风先治血，血行风自灭"；又有细辛发散少阴经风寒，使邪外出；桂心入肝肾血分，以祛阴寒；秦艽、防风祛风胜湿，蠲痹止痛。独活为少阴引经药，故又兼使药。诸药合用，标本兼顾，扶正祛邪，使血气足而风湿除，肝肾强而痹痛愈，立方用意颇为周到。

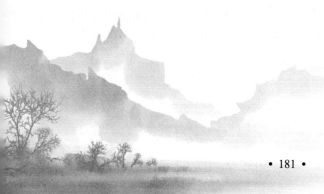

第十七章　祛痰剂

第一节　燥湿化痰

二陈汤
《太平惠民和剂局方》

[组成] 半夏汤洗七次　橘红各五两(各9克)　白茯苓三两(6克)　甘草炙,一两半(3克)

[用法] 原方㕮咀,每服四钱,用水一盏,生姜七片,乌梅一个,同煎六分,去滓热服,不拘时候。

现代用法:加生姜3片,乌梅1个,水煎服,用量按原方比例酌减。或作丸剂,取前四味为末,用生姜汤,或水泛为丸,每服6~9克,日服二次,温开水送下。

[功效] 燥湿化痰,理气和中。

[主治] 湿痰,咳嗽痰多色白,脘腹胀满,呕吐恶心,头眩心悸,舌苔白润或白腻,脉滑。

[名医方论]

1. 吴昆《医方考》:"湿痰者,痰之源生于湿也。水饮入胃,无非湿化,脾弱不能克制,停于膈间,中、下二焦之气熏蒸稠黏,稀则曰饮,稠则曰痰,痰生于湿,故曰湿痰也。是方也,半夏辛热能燥湿,茯苓甘淡能渗湿,湿去则痰无由以生,所谓治病必求其本也。陈皮辛温能利气,甘草甘平能益脾,益脾则土足以制湿,利气则痰无能留滞,益脾治其本,利气治其标也。又曰:有痰而渴,半夏非宜,宜去半夏之燥,而易贝母、栝楼之润。余曰:尤有诀焉。渴而喜饮水者,宜易之;渴而不能饮水者,虽渴犹宜半夏也。此湿为本,热为标,故见口渴,所谓湿极而兼胜己之化,实非真象也,惟明者知之。"

2. 汪昂《医方集解》:"陈皮、半夏贵其陈久,则无燥散之患,故名二陈。"又云:"此足太阴、阳明药也。半夏辛温,体滑性燥,行水利痰为君;痰因气滞,气顺而痰降,故以橘红利气,痰由湿生,湿去则痰消,故以茯苓渗湿为臣;中不和则痰涎聚,又以甘草和中补土为佐也。"

3. 吴谦《医宗金鉴·删补名医方论》引李中梓曰:"肥人多湿,湿挟热而生痰,火载气而逆上。半夏之辛,利二便而去湿。陈皮之辛,通三焦而理气。茯苓佐半夏,共成燥湿之功。甘草佐陈皮,同致调和之力……又东南之人,湿热生痰,故朱震亨主之加枳实、砂仁,名枳实二陈汤,其性较急也。先哲云:二陈为治痰之妙剂,其于上下、左右无所不宜,然只能治实痰之标,不能治虚痰之本。虚痰之本在脾胃,治者详之。"

4. 陈修园《时方歌括》:"此方为痰饮之通剂也……半夏降逆,陈皮顺气,甘草调中,皆取之以为茯苓之佐使耳。故仲景书,凡痰多者俱加茯苓,呕者俱加半夏。"

［连氏方论］

饮食不节,脾胃不和,健运失常,水湿内停,则湿聚为痰。方中半夏辛温,入脾胃经,功专燥湿化痰,降逆止呕;气机不畅则痰凝,痰凝则气机更为阻滞,故用橘红辛苦温,理气燥湿化痰,使气顺则痰降,二味共为君药。痰从湿生,脾健则湿去,湿去则痰消,故以茯苓甘平,健脾渗湿化痰,为臣药。佐以生姜辛温,祛痰下气,降逆止呕,既可制约半夏之毒,又能助半夏、橘红下气化痰;复用少量乌梅酸平,收敛肺气,且以生津,与半夏、橘红配伍,则散中有收,使痰去而肺气不伤,燥湿而不耗津液,有相得益彰之妙。使以甘草调和诸药,且助茯苓补土和中,使脾健则湿化痰消。全方配伍严谨,具有燥湿化痰,理气和中之效。方中君药半夏、橘红,贵其陈久,则少燥散之性,故以"二陈"名之。

第二节　清热化痰

温胆汤
《三因极一病证方论》

［组成］半夏汤洗七次　竹茹　枳实麸炒去瓤各二两(各6克)　橘皮去白三两(9克)　甘草炙,一两(3克)　白茯苓一两半(4.5克)

［用法］原方锉为散,每服四大钱,水一盏半,姜五片,枣一个,煎七分,去滓,食前服。

现代用法:水煎服。

[功效] 清胆和胃,化湿祛痰。

[主治]

1. 胆虚痰热不眠,惊悸不安,口苦呕涎,苔腻。

2. 湿热邪留三焦气分,寒热起伏,胸痞腹胀,小便短赤,苔腻而黄。

[名医方论]

1. 汪昂《医方集解》:"此足少阳、阳明药也。橘、半、生姜之辛温,以之导痰止呕,即以之温胆。戴氏云:痰在胆经,神不归舍,亦令人不寐。枳实破滞,茯苓渗湿,甘草和中,竹茹开胃土之郁,清肺金之燥,凉肺金即所以平甲木也。胆为甲木,金能平木。如是则不寒不燥而胆常温矣。经又曰:胃不和则卧不安。又曰:阳气满,不得入于阴,阴气虚,故目不得瞑。半夏能和胃而通阴阳,故《内经》用治不眠。二陈非特温胆,亦以和胃也。"

2. 吴谦《医宗金鉴·删补名医方论》:"罗谦甫曰:胆为中正之官,清静之府,喜宁谧,恶烦扰;喜柔和,恶壅郁。盖东方木德,少阳温和之气也。若病后,或久病而宿有痰饮未消,胸膈之余热未尽,必致伤少阳之和气,以故虚烦惊悸者,中正之官,以熇蒸而不宁也。热呕吐苦者,清静之府,以郁炙而不谧也。痰气上逆者,木家挟热而上升也。方以二陈治一切痰饮,加竹茹以清热,加生姜以止呕,加枳实以破逆,相济相须,虽不治胆而胆自和,盖所谓胆之痰热去故也。命名温者,乃谓温和之温,非谓温凉之温也。若谓胆家真畏寒而怯而温之,不但方中无温胆之品,且更有凉胃之药也。"

[连氏方论]

本方证多由情志郁结,气郁痰生,痰热内扰,胆失疏泄,胃失和降所致。方中半夏辛温,和胃降逆,燥湿祛痰,为君药;橘皮辛苦温,理气和胃,化湿祛痰,茯苓甘淡,益气健脾,化湿祛痰,大量生姜辛温,祛痰和胃,且制半夏之毒,均为臣药;竹茹甘寒,涤痰开郁,清热止呕,枳实苦微寒,下气行痰,其性甚速,均为佐药;少量甘草、大枣调和诸药,以为使。诸药合用,化痰而不燥,清热而不寒,使痰热尽去,胆府自然恢复其少阳温和之气,故以"温胆"名之。

小陷胸汤
《伤寒论》

[组成] 黄连一两(3克)　半夏半升,洗(9克)　栝楼实大者一枚(18克)

[**用法**] 原方三味,以水六升,先煮栝楼取三升,去滓,内诸药,煮取二升,去滓,分温三服。

现代用法:水煎服。

[**功效**] 清热涤痰,宽胸散结。

[**主治**] 痰热互结心下,按之则痛,苔黄滑或黄浊,脉浮滑者。

[**名医方论**]

1. 汪昂《医方集解》:"黄连性苦寒以泄热,栝楼性寒润以涤垢,半夏性辛温以散结。结胸多由痰热结聚,故用三物以除痰去热也。"

2. 尤在泾《伤寒贯珠集》:"胸中结邪,视结胸较轻者,为小结胸。其证正在心下,按之则痛,不似结胸之心下至少腹硬满而痛不可近也。其脉浮滑,不似结胸之脉沉而紧也。是以黄连之下热,轻于大黄;半夏之破饮,缓于甘遂;栝楼之润利,和于芒硝。而其蠲除胸中结邪之意,则又无不同也。故曰小陷胸汤。"

3. 吴谦《医宗金鉴·删补名医方论》引程知曰:"此热结未深者,在心下,不似大结胸之高在心上。按之痛,比手不可近为轻。脉之浮滑又缓于沉紧,但痰饮素盛,挟热邪而内结,所以脉见浮滑也。以半夏之辛散之,黄连之苦泻之,栝蒌之苦润涤之,皆所以除热散结于胸中也。先煮栝蒌,分温三服,皆以缓治上之法。"

[**连氏方论**]

本方原治伤寒表证误下,邪热内陷,与痰浊互结于心下而致的小结胸病。方中栝楼实甘寒,清热涤痰,宽胸散结,且利大肠,使痰热下行,为君药;臣以黄连苦寒泄热;佐以半夏辛温祛痰,下气散结,与黄连合用,辛开苦降,能清化痰浊。三药合用,诚为清热涤痰,宽胸散结之良剂。本方治疗小结胸病,攻虽不峻,但能蠲除胸中痰热互结之邪,如同陷阵,故名之曰"小陷胸汤"。

滚痰丸
《泰定养生主论》

[**组成**] 青礞石一两(30克)　沉香五钱(15克)　大黄　黄芩各八两(各250克)

[**用法**] 原方将礞石打碎,用朴硝一两同入瓦罐,盐泥固济,晒干火煅,石色如金为度,研末,和诸药,水丸……大抵服药,必须临睡就床,用热水一口许,只送过咽,及时仰卧,令药在咽膈间徐徐而下……多半日不可饮食汤水,及不可起身坐行言语,直候药丸除逐上焦痰滞恶物,过膈入腹,然后动作,方能中

病。每次须连进两夜,先夜所服,次日痰物既下三五次,次夜减十丸。下一二次者,仍服前数。下五七次,或只二三次,而病势顿已者,次夜减二十丸。头夜所服,并不下恶物者,次夜加十丸。壮人病实者,多至百丸。大抵服罢仰卧,咽喉稠涎壅塞不利者,乃痰气泛上,药物相攻之故也。少顷药力既胜,自然宁贴。大抵次早先去大便一次,其余遍次,皆是痰涕恶物,亦有看是溏粪,用水搅之,尽系痰片黏液……此药并不洞泄刮肠大泄,但能取痰积恶物,自胃肠次弟穿凿而下,腹中糟粕并不相伤。

现代用法:为细末,水泛为丸,如梧桐子大,每服 9~12 克,临卧时用温开水送下。

[功效] 降火逐痰。

[主治] 实热老痰,发为癫狂惊悸,或怔忡昏迷,或咳喘痰稠,或胸脘痞闷,或眩晕耳鸣,大便秘结,苔黄厚腻,脉滑数有力。

[名医方论]

1. 喻嘉言《寓意草》:"滚痰丸一方,少壮用之多有效者,则以黄芩、大黄、沉香之苦,最能下气,而礞石之重坠,又与磁石之用相仿也。"

2. 汪昂《医方集解》:"此手足太阴、阳明药也。礞石慓悍之性,能攻陈积伏历之痰;大黄荡热去实,以开下行之路;黄芩泻肺凉心,以平上僭之火;沉香能升降诸气,上至天而下至泉,以导诸药为使也。然皆峻剂,非体实者不可轻投。"

3. 王子接《绛雪园古方选注》:"是方也,治痰之功在于礞石,然独能攻肝经风热老痰,与他脏之痰不相及也……服之其痰下滚,从大便而出。复以黄芩肃肺经清化之源,大黄泻脾经酿痰之热,沉香利肾经生痰之本。三焦清利,痰自不生,是礞石治其本,三者穷其原尔。"

4. 吴谦《医宗金鉴·删补名医方论》:"王隐君制礞石滚痰丸,治老痰一方,用黄芩清胸中无形诸热,大黄泻肠胃有质实火,此治痰必须清火也。以礞石之燥悍,此治痰必须除湿也。以沉香之速降,此治痰必须利气也。二黄得礞石、沉香,则能迅扫直攻老痰巢穴,浊腻之垢而不少留,滚痰之所由名也。"

5. 张秉成《成方便读》:"夫痰之清者为饮,饮之浊者为痰,故痰者皆因火灼而成,而老痰一证,其为火之尤盛者也。变幻诸病多端,难以枚举。然治病者必求其本,芟草者必除其根。故方中以黄芩之苦寒,以清上焦之火;大黄之苦寒,以开下行之路,故二味分两为独多。但既成之痰,亦不能随火俱去,特以礞石禀剽悍之性而能攻陈积之痰者,以硝石同煅,使其自上焦行散而下。然一身之主宰者,惟气而已,倘或因痰因火,病则气不能调,故以沉香升降诸气,上至天而下至泉,以导诸药,为之使耳。"

[连氏方论]

实热老痰,久积不去,变幻多端。方中青礞石甘咸平,其性下行,功专镇坠,善能攻逐陈积伏匿之老痰,为君药;臣以大黄苦寒,荡涤实热,以开痰火下行之路;佐以黄芩苦寒,清热泻火,《别录》谓其"疗痰热",大黄、黄芩用量独重,此治痰必须清火也;使以少量沉香辛苦温,降泄下气,助诸药攻逐积痰,此治痰必须利气也。四药合用,确具降火逐痰之效,因其攻逐实热顽痰之力峻猛,服后其痰下滚,从大便而出,故名之曰"滚痰丸"。

消瘰丸
《医学心悟》

[组成] 玄参蒸　牡蛎煅,锉研　贝母去心,蒸,各四两(各 125 克)

[用法] 原方共为细末,炼蜜为丸,每服三钱,开水下,日二服。

现代用法:共为细末,炼蜜为丸,每服 9 克,日服二次,温开水送下。亦可作汤剂,水煎服,用量按原方比例酌减。

[功效] 清热化痰,软坚散结。

[主治] 瘰疬,痰核,瘿瘤。兼见咽干,舌红,脉弦滑略数者。

[名医方论]

南京中医学院《中医方剂学讲义》:"方中玄参苦咸微寒,滋阴降火,能散瘿瘤瘰疬;贝母辛平,解郁散结,化痰消肿;牡蛎咸寒,益阴潜阳,化痰软坚。凡肝肾阴亏,虚火内动,灼津为痰,痰火凝结而成瘰疬,用以消散,可以去效。若病久溃烂者,亦可服用。"

[连氏方论]

本方所治之瘰疬、痰核、瘿瘤,由于肝肾阴亏,肝经血燥有火,灼津为痰,痰火凝聚而成。方中玄参苦咸寒,滋阴降火,能散瘰疬、痰核、瘿瘤,《别录》记载"散颈下核",《本草纲目》谓其"消瘰疬亦是散火",故为君药;牡蛎咸平微寒,化痰软坚散结,为臣药;贝母苦寒,清热化痰散结,为佐药。三药合用,标本兼顾,使液增痰化结散,瘰疬、痰核、瘿瘤自消。

第三节　润燥化痰

贝母瓜蒌散
《医学心悟》

[组成] 贝母一钱五分(4.5克)　瓜蒌一钱(3克)　花粉　茯苓　橘红　桔梗各八分(各2.4克)

[用法] 原方水煎服。

现代用法:与原方相同。

[功效] 润肺清热,化痰止咳。

[主治] 肺燥有痰,咳呛。咳痰不爽,涩而难出,咽喉干燥哽痛,苔干少苔者。

[名医方论]

程国彭《医学心悟》:"大抵痰以燥湿为分,饮以表里为别。湿痰滑而易出,多生于脾。脾实则消之,二陈汤,甚则滚痰丸;脾虚则补之,六君子汤,兼寒、兼热,随证加药。燥痰涩而难出,多生于肺,肺燥则润之,贝母栝蒌散。"

[连氏方论]

湿痰多生于脾,燥痰多生于肺。方中重用贝母苦甘微寒,润肺清热,化痰止咳,瓜蒌甘寒,润燥清热化痰,二味共为君药;臣以花粉甘寒,润肺化痰止咳;佐以茯苓甘平,能化痰涎,橘红辛苦温,理气化痰;使以桔梗辛散苦泄,宣肺祛痰,且为肺经引经药。诸药合用,使肺润则气肃,热清则痰消,宜于肺燥有痰之证。

第四节　温化寒痰

苓甘五味姜辛汤
《金匮要略》

[组成] 茯苓四两(12克)　甘草三两(9克)　干姜三两(9克)　细辛三两(9克)　五

味子半升(6克)

[**用法**] 原方五味,以水八升,煮取三升,去滓,温服半升,日三。

现代用法:水煎服。

[**功效**] 温肺化饮。

[**主治**] 寒饮内停,咳逆痰稀,多唾胸满,舌苔白滑,脉沉弦。

[**名医方论**]

1. 赵以德《金匮玉函经二注》:"……犹外感风寒,心中有水证也,故亦用小青龙汤治。服后未已,为水停未散,故多唾;津液未行,故口燥;水在膈上,则阳气衰,寸口脉沉。麻黄发阳,则阴血虚,故尺脉微。尺脉微则肾气不得固守于下,冲任二脉相挟,从小腹冲逆而起矣……故用桂苓五味甘草汤,先治冲气与肾燥……服此汤冲气即止,因水在膈不散,故在变而更咳胸满。即用前方去桂加干姜、细辛,散其未消之水寒,通行津液。服汤后,咳满即止。"

2. 徐彬《金匮要略论注》:"冲气即低,乃苓桂之力,单刀直入,肾邪遂伏,故低也。反更咳满,明是肺中伏匿之寒未去,但青龙汤已用桂,桂苓五味甘草汤又用桂,两用桂而邪不服。以桂能去阳分凝滞之寒,而不能驱脏内沉匿之寒。故从不得再用桂枝之例而去之。唯取细辛入阴之辛热,干姜纯阳之辛热,以除满驱寒而止咳也。"

3. 吴谦《医宗金鉴·订正仲景全书金匮要略注》:"今气冲虽下而反更咳嗽胸满者,则知寒饮贮胸,故嫌桂枝偏于走表,加干姜、细辛独胜中之寒饮也。"

[**连氏方论**]

本方证乃因阳虚阴盛,寒饮内停所致。方中重用茯苓甘平,健脾渗湿,化饮利水,一以导既聚之饮从小便而去,一以杜其生痰之源,使脾运健而湿无由聚,故为君药;干姜大辛大热,既能温肺以散寒,又能燥湿以化饮;细辛辛温,温肺散寒且化痰饮,共为臣药;为防干姜、细辛耗散肺气,故又以五味子酸温,敛肺止咳,使散不伤正,敛不留邪,为佐药,亦即《素问·藏气法时论》"肺欲收,急食酸以收之,用酸补之,辛泻之"之意;甘草温中,调和诸药,为使药。全方药仅五味,配伍严谨,散中有敛,开中有阖,标本兼顾,实为温肺化饮之良剂。

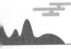

第五节 治风化痰

止嗽散
《医学心悟》

[组成] 桔梗炒 荆芥 紫菀蒸 百部蒸 白前蒸各二斤（1 000克） 甘草炒，十二两（375克） 陈皮水洗，去白，一斤（500克）

[用法] 原方为末，每服三钱，开水调下，食后临卧服。初恶风寒，生姜汤调下。

现代用法：共为细末，每服9克，日服二次，温开水或生姜汤送下。亦可作汤剂，水煎服，用量按原方比例酌减。

[功效] 止嗽化痰，解表宣肺。

[主治] 风邪犯肺，咳嗽咽痒，或微有恶风发热，舌苔薄白。

[名医方论]

程国彭《医学心语》："予制此药普送，只前七味，服者多效。或问：药极轻微而取效甚广，何也？予曰：药不贵险峻，惟期中病而已，此方系予苦心揣摩而得也。盖肺体属金，畏火者也，过热则咳；金性刚燥，恶冷者也，过寒亦咳。且肺为娇脏，攻击之剂既不任受，而外主皮毛，最易受邪，不行表散则邪气留连而不解。经曰：微寒微咳，寒之感也。若小寇然，启门逐之即去矣。医者不审，妄用清凉酸涩之剂，未免闭门留寇，寇欲出而无门，必至穿踰而走，则咳而见红。肺有二窍，一在鼻，一在喉，鼻窍贵开而不闭，喉窍宜闭而不开。今鼻窍不通，则喉窍将启，能无虑乎？本方温润和平，不寒不热，既无攻击过当之虞，大有启门驱贼之势。是以客邪易散，肺气安宁，宜其投之有效欤！"

[连氏方论]

肺为娇脏，外合皮毛，最易受邪。方中紫菀辛苦温，下气止嗽化痰，为君药；百部甘苦微温，润肺止咳，白前辛甘微温，降气下痰止嗽，共为臣药；荆芥辛温，祛风解表，且利咽喉，桔梗苦辛平，宣肺祛痰，橘红辛苦温，理气化痰，以上共为佐药；少量甘草调和诸药，与桔梗同用，又能清利咽喉，为使药。诸药合用，温润和平，不寒不热，重在止嗽化痰，兼以解表宣肺，对于外感咳嗽较久，表邪未尽，咽痒而咳痰不畅者，疗效显著，故名之曰"止嗽散"。

半夏白术天麻汤
《医学心悟》

[组成] 半夏一钱五分(4.5克)　天麻　茯苓　橘红各一钱(各3克)　白术三钱(9克)　甘草五分(1.5克)

[用法] 原方生姜一片，大枣一枚，水煎服。

现代用法：与原方相同。

[功效] 健脾燥湿，化痰息风。

[主治] 风痰上扰，眩晕头痛，胸闷呕恶，舌苔白腻，脉弦滑。

[名医方论]

程国彭《医学心语》："眩，谓眼黑；晕者，头旋也。古称头眩眼花是也。其中有肝火内动者，经云：诸风掉眩，皆属肝木是也，逍遥散主之。有湿痰壅遏者，书云：头旋眼花，非天麻、半夏不除是也。半夏白术天麻汤主之。有气虚挟痰者，书曰：清阳不升，浊阴不降，则上重下轻也，六君子汤主之。亦有肾水不足，虚火上炎者，六味汤。亦有命门火衰，真阳上泛者，八味汤。此治眩晕之大法也。"

[连氏方论]

本方证乃脾湿生痰，肝风内动所致。方中半夏辛温，燥湿化痰，天麻甘微温，平息内风，二味合用，为治风痰眩晕头痛的要药，正如《脾胃论》所说"足太阴痰厥头痛，非半夏不能疗；眼黑头旋，风虚内作，非天麻不能除"，故共为君药；臣以白术苦甘温，健脾燥湿，《珍珠囊》谓其"除湿益气……消痰逐水"，与君药配伍，燥湿祛痰，止眩之功益佳；佐以茯苓甘平，健脾渗湿，与白术相合，以治生痰之源，橘红辛苦温，理气燥湿化痰，使气顺则痰消；甘草、生姜、大枣健脾和中，为使药。诸药合用，共奏健脾燥湿，化痰息风之效。

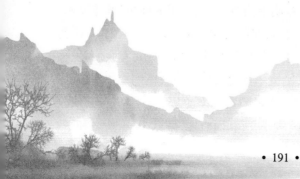

第十八章　驱虫剂

乌梅丸
《伤寒论》

[组成] 乌梅三百枚(500克)　细辛六两(180克)　干姜十两(300克)　黄连十六两(500克)　当归四两(120克)　附子六两,炮去皮(180克)　蜀椒四两,出汗(120克)　桂枝六两,去皮(180克)　人参六两(180克)　黄柏六两(180克)

[用法] 原方十味,异捣筛,合治之。以苦酒渍乌梅一宿,去核,蒸之五斗米下,饭熟,捣成泥,和药令相得,内臼中,与蜜杵二千下,丸如梧桐子大,先食饮,服十丸,日三服,稍加至二十丸。禁生冷、滑物、臭食等。

现代用法:乌梅用50%醋浸一宿,去核捣烂,和入余药捣匀,炼蜜为丸,每服9克,日服2~3次,空腹温开水送下。亦可作汤剂,水煎服,用量按原方比例酌减。

[功效] 温脏安蛔,泄肝安胃。

[主治]

1. 蛔厥,腹痛时作,手足厥冷,时静时烦,时发时止,得食而呕,常自吐蛔。兼治久利。

2. 厥阴病,消渴,气上撞心,心中疼热,饥不欲食,食则吐蛔,下之利不止。

[名医方论]

1. 吴昆《医方考》:"乌梅味酸,蛔得之而软;连、柏味苦,蛔得之而伏;椒、细味辛,蛔得之而死;干姜、附、桂,温脏寒也;人参、当归,补胃虚也。"

2. 柯琴《伤寒来苏集》:"六经惟厥阴最为难治,其本阴而标热,其体风木,其用相火,以其具合晦朔之理,阴之初尽,即阳之初出,所以一阳为纪,一阴为独,则厥阴病热,是少阳之相火使然也。火旺则水亏,故消渴;气有余便是火,故气上撞心,心中疼热;木甚则克土,则饥不欲食,是为风化;饥则胃中空虚,蛔闻食臭则出,故吐蛔。此厥阴之火症,非厥阴之伤寒也。《内经》曰:'必伏其所主,而先其所因',或收或散,或逆或从,随所利而行之,调其中气,使之和平,是厥阴之治法也。仲景之方，多以辛甘、甘凉为君，独此方用酸收之品者，以厥阴主肝而属木。《洪范》云：'木曰曲直，曲直作酸'；《内经》曰：'木生酸，酸入肝''以酸泻之，以酸收之'。君乌梅之大酸，是伏其所主也；佐黄连泻心而除痞，黄柏滋肾以除渴，先其所因也。肾者肝之母，椒、附以温肾，则火有所归，而肝得所养，是固其本也。肝欲散，细辛、干姜以散之；肝藏血，桂枝、当归引血归经也。寒热并用，五味兼收，则气味不和，故佐以人参调其中气。以苦酒浸乌梅，同气相求，蒸之米下，资其谷气；加蜜为丸，少与而渐加之，缓以治其本也。仲景此方，本为厥阴诸症立法。叔和编于吐蛔条下，令人不知有厥阴之主方。观其用药，与诸症符合，岂只吐蛔一症耶？……蛔得酸则静，得辛则伏，得苦则下。杀虫之方，无更出其右者。久利则虚，调其寒热，扶其正气，酸以收之，其利自止。"

3. 尤怡《伤寒贯珠集》："蛔之所以时动而时静者，何也？蛔性喜温，藏寒则蛔不安而上膈；蛔喜得食，藏虚则蛔复上而求食，甚则呕吐，涎液从口中出。按古云：蛔得甘则动，得苦则安。又曰：蛔闻酸则静，得辛热则止。故以乌梅之酸，连、柏之苦，姜、辛、归、附、椒、桂之辛以安蛔温藏而止其厥逆。加人参者，以蛔动中虚，故以之安中而止吐.且以御冷热诸药之悍耳。"

4. 叶天士《叶天士晚年方案真本》："厥阴肝为阴之尽，吐蛔而起，必从肝入胃。仲景辛酸两和，寒苦直降，辛热宣通，所赅甚广。白术、甘草守中为忌。"徐灵胎批："乌梅法何等深奥，此则十二字广深该博，直截了当，读书另具慧眼。"

5. 吴谦《医宗金鉴·订正仲景全书伤寒论注》引程应旄曰："用乌梅丸名曰安蛔，实是安胃"。

[连氏方论]

《医宗金鉴》说："蛔厥者，谓蛔痛手足厥冷也。"蛔厥之证，是因患者素有蛔虫，复由阳明肠胃虚寒，蛔上入膈所致，从而形成上热下寒，寒热错杂的局面。方中重用乌梅酸平，收敛肝气，生津止渴，和胃安蛔，《本经》谓其"主下气，除热烦满"，《本草纲目》谓其主"蛔厥吐利"，故可用治厥阴病"消渴，气上撞心，心中疼热"之证且治蛔厥，尤以苦酒（醋）渍之，益增其效，为君药。臣以蜀椒辛热下气，温脏驱蛔；黄连苦寒下蛔，清泄肝胆。君臣相配，正如柯琴所说："蛔得酸则静，得辛则伏，得苦则下。"然而蛔厥之所以产生，由于内脏虚寒，蛔动不安，故又以细辛、桂枝、干姜、附子大队辛热之品佐蜀椒温脏祛寒，使蛔虫能安居肠内，不致上窜，其中细辛、桂枝又能入厥阴经辛散下气，"肝欲散，急食辛以散之"(《素问·藏气法时论》);干姜、附子且能入阳明经鼓舞胃阳。黄柏苦寒,佐黄连清泻肝胆相火,且能监制大队辛热之品,以免引动相火,消铄津液。肝主藏血,佐以当归甘辛苦温,补养肝血。如此寒热互用,苦辛酸并投,则药味错杂,气味不和,故又佐以人参甘温,调其中气。加蜜为丸,以蛔得甘则动,略用甘味,从虫所好以引蛔,使之更好地发挥药效,是为反佐药;蜜能调和诸药,又为使药。合而成方,共奏温脏安蛔,泻肝安胃之效,对于蛔厥、久利、厥阴病属寒热错杂而气血不足者,极为适宜。

布袋丸
《补要袖珍小儿方论》

[组成] 夜明砂拣净　芜荑炒去皮　使君子肥白者,微炒,去皮,各2两(各60克)　白茯苓去皮　白术无油者,去芦　人参去芦　甘草　芦荟研细,各半两(各15克)

[用法] 原方为细末,汤浸蒸饼和丸,如弹子大,每服一丸,以生绢袋盛之,次用精猪肉二两,同药一处煮,候肉熟烂,提取药于当风处悬挂,将所煮肉并汁令小儿食之。所悬之药,第二日仍依前法煮食,只待药尽为度。

现代用法:按原方比例,将诸药研为细末,作散剂,每服 6~9 克,以布袋盛之,再用精猪肉 30~60 克,与药同煮,待肉熟透,去袋,将肉与药汁令小儿空腹时一次服尽。

[功效] 杀虫消疳,补气健脾。

[主治] 小儿虫疳,面色萎黄,肚腹胀大,日见羸瘦,发焦目黯,舌质淡,脉细弱。

[名医方论]

南京中医学院《中医方剂学讲义》:"本方用使君子、芜荑、芦荟、夜明砂驱蛔消疳,人参、白术、茯苓、甘草以补脾土,融会运用,协同奏效,对小儿虫疳甚宜。"

[连氏方论]

小儿饮食不洁,生虫成积,损伤脾胃,消耗气血,久乃成疳。不杀虫则病邪不除,不补虚则正气不复。方中重用夜明砂辛寒,治疳明目,芜荑辛苦温、使君子甘温,消疳杀虫,共为君药;芦荟苦寒,既助君药消疳杀虫,又能泻下以排除虫体,为臣药;因虫致虚,佐以少量人参、白术、茯苓、甘草补气健脾;甘草又能调和诸药,兼为使药。原方与精猪肉同煮,取其丰肌泽肤之效。全方攻补兼施,使虫驱疳消而正气不伤,乃治小儿虫疳之妙方。以布袋盛丸煮汁服,故名之曰"布袋丸"。

肥儿丸
《太平惠民和剂局方》

[**组成**] 神曲炒 黄连去须,各十两(各300克) 肉豆蔻面裹煨 使君子去皮 麦芽炒,各五两(各150克) 槟榔不见火,细锉,晒,二十个(150克) 木香二两(60克)

[**用法**] 原方为细末,猪胆为丸如粟米大,每服三十丸,量岁数加减,热水下,空心服。

现代用法:诸药为细末,取猪胆汁和丸,每丸重3克。三岁以上者每服二丸,二岁者每服一丸,周岁以内者每服半丸,空腹时以温开水化服。

[**功效**] 杀虫消积,健脾清热。

[**主治**] 小儿疳积,消化不良,面黄形瘦,肚腹胀满,口臭发热,舌苔黄腻。

[**名医方论**]

南京中医学院《中医方剂学讲义》:"本方主治小儿虫疳腹痛,食不消化,兼有热邪内郁之证。方中使君、槟榔杀虫,神曲、麦芽消积,更用黄连之苦清热下蛔,木香、豆蔻理气健脾,共成杀虫消积,健脾清热之功。"

[**连氏方论**]

小儿虫积成疳,食不消化,郁热内生。方中使君子甘温,杀虫消疳,槟榔苦辛温,杀虫消积,共为君药;臣以神曲、麦芽以消食积,黄连以清郁热;佐以肉豆蔻健脾消食,木香调气行滞;更以猪胆汁和丸,与黄连相合,清泄郁热。服用本方,使虫驱积消,脾健热清,儿体自然肥壮,故方以"肥儿"名之。

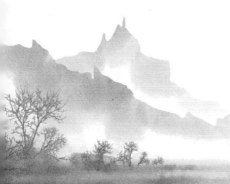